Dennis Barkmin

Innovationsabhängigkeit und Lernkultur in Unternehmen

Eine Studie zur Lernorientierung in der pharmazeutischen Industrie

Dennis Barkmin

INNOVATIONSABHÄNGIGKEIT UND LERNKULTUR IN UNTERNEHMEN

Eine Studie zur Lernorientierung in der pharmazeutischen Industrie

ibidem-Verlag
Stuttgart

Bibliografische Information der Deutschen Nationalbibliothek
Die Deutsche Nationalbibliothek verzeichnet diese Publikation in der Deutschen Nationalbibliografie; detaillierte bibliografische Daten sind im Internet über http://dnb.d-nb.de abrufbar.

Bibliographic information published by the Deutsche Nationalbibliothek
Die Deutsche Nationalbibliothek lists this publication in the Deutsche Nationalbibliografie; detailed bibliographic data are available in the Internet at http://dnb.d-nb.de.

∞

Gedruckt auf alterungsbeständigem, säurefreien Papier
Printed on acid-free paper

ISBN-13: 978-3-8382-0980-7

Printed in the EU

Inhaltsverzeichnis

1. Einleitung, Fragestellung und Forschungsstand 1
2. Theoretische Grundlagen 7
2.1 Begriffsbestimmungen 7
2.2 Das Lernkulturinventar 13
2.2.1 Entwicklung und Aufbau des Lernkulturinventars 13
2.2.2 Merkmalsbereiche einer lernförderlichen Kultur im Unternehmen 16
2.2.2.1 Lernorientierte Unternehmensphilosophie 17
2.2.2.2 Strukturelle und formale Rahmenbedingung einer förderlichen Lernkultur 18
2.2.2.3 Aspekte der Personalentwicklung 18
2.2.2.4 Lern- und Entwicklungsmöglichkeiten im Unternehmen 19
2.2.2.5 Lernatmosphäre und Unterstützung durch Kollegen 19
2.2.2.6 Lernorientierte Führungsleitlinien und -aufgaben 20
2.2.2.7 Information und Partizipation im Unternehmen 20
2.2.2.8 Lernorientierte Umwelt- und Außenkontakte 21
2.3 Der Zusammenhang von Lernkultur und Kompetenzentwicklung 22
3. Exkurs: Das Lernkulturinventar aus Sicht einer konstruktivistischen Lerntheorie 29
3.1 Konstruktivistische Grundannahmen 29
3.2 Grundannahmen einer konstruktivistischen Didaktik 30
3.3 Zum Zusammenhang einer konstruktivistischen Didaktik und dem Lernkulturinventar 32
4. Empirischer Teil 35
4.1 Beschreibung lernkulturbezogener Charakteristika der pharmazeutischen Industrie 35
4.2 Methodisches Vorgehen 37
4.3 Ergebnisse der Untersuchung 38
4.3.1 Beschreibung der Stichprobe 38
4.3.2 Die allgemeine Einschätzung der Lernkultur durch die Beschäftigten 44
4.3.3 Die Ergebnisse der Item- und Skalenanalysen 46
4.3.3.1 Lernorientierte Unternehmensphilosophie 47
4.3.3.2 Strukturelle und formale Rahmenbedingungen einer förderlichen Lernkultur 49
4.3.3.3 Aspekte der Personalentwicklung 51
4.3.3.4 Lern- und Entwicklungsmöglichkeiten im Unternehmen 54
4.3.3.5 Lernatmosphäre und Unterstützung durch Kollegen 56
4.3.3.6 Lernorientierte Führungsleitlinien und -aufgaben 57

4.3.3.7 Information und Partizipation im Unternehmen 59
4.3.3.8 Lernorientierte Umwelt- und Außenkontakte 61
4.4 Kritische Diskussion der Untersuchungsergebnisse 63
5. Zusammenfassung und Ausblick 65
6. Literaturverzeichnis 71
7. Anhang 76
7.1. Fragebogen: Mitarbeiterversion des LKI 76

Abbildungsverzeichnis

Abbildung 1: Beispielitems des Lernkulturinventars mit den drei verschiedenen Antwortformaten (Quelle: Friebe, 2005, S. 142) 15
Abbildung 2: Die acht Dimensionen des LKI im Überblick 16
Abbildung 3: Hypothetisches Modell zur Beschreibung des Wirkungszusammenhangs von Lernkultur sowie aufgaben- und personenbezogenen Faktoren auf die Herausbildung beruflicher Kompetenzen (Quelle: Friebe, 2005, A. 131) 23
Abbildung 4: Anzahl der eingegangenen Umfragebögen je Umfrageversion. 39
Abbildung 5: Altersverteilung der Beschäftigten 40
Abbildung 6: Mitarbeiterzahl der Unternehmen 42
Abbildung 7: Arbeitsort der befragten Mitarbeiter (nach Ländern) 42
Abbildung 8: Angegebene verschiedene Partizipationsmöglichkeiten 43
Abbildung 9: Gesamtbeurteilung der Lernkulturmerkmale (Basis: Gesamtitems) 45
Abbildung 10: Kennwerte der Dimension „Lernen als Teil der Unternehmensphilosophie" und ihrer Subdimensionen 49
Abbildung 11: Kennwerte der Dimension „Rahmenbedingungen für Lernen" und ihrer Subdimensionen 51
Abbildung 12: Kennwerte der Dimension „Aspekte der Personalentwicklung im Unternehmen" und ihrer Subdimensionen 53
Abbildung 13: Kennwerte der Dimension „Lern- und Entwicklungsmöglichkeiten im Unternehmen" und ihrer Subdimensionen 56
Abbildung 14: Kennwerte der Dimension „Lernatmosphäre und Unterstützung durch Kollegen" 57
Abbildung 15: Kennwerte der Dimension „Lernorientierte Führungsaufgaben" 58
Abbildung 16: Kennwerte der Dimension „Information und Partizipation" und ihrer Subdimensionen 61
Abbildung 17: Kennwerte der Dimension „Lernkontakte des Unternehmens mit seiner Umwelt" 62

1. Einleitung, Fragestellung und Forschungsstand

Durch den sozioökonomischen und technologischen Strukturwandel kam und kommt es zu veränderten Anforderungen an die Innovationsfähigkeit und das Lernpotenzial von Unternehmen und Organisationen. Da die Halbwertszeit von Wissen stark abnimmt, muss erforderliches Wissen zeitnah und bedarfsgerecht erworben werden. Die veränderten beruflichen Anforderungen haben ihre Gründe vor allem darin, dass neue Informations- und Kommunikationstechnologien eine immer stärkere Ausbreitung erfahren und die Arbeitsorganisationen großen strukturellen Veränderungen unterworfen sind (Vgl. Sonntag/Stegmaier, 2007, S. 11 und Sonntag/Stegmaier, 2008, S. 227).[1] Prozessorientierte Arbeitsorganisation und Teamarbeit führen zu einer Dezentralisierung von Aufgaben, wodurch Selbstorganisation und Eigenverantwortung der Mitarbeiter stärker erforderlich sind (Vgl. Geldermann/Günther/Hofmann, 2005, S. 2).

Das Lernen der Mitarbeiter spielt eine zentrale Rolle bei der Durchführung von Verbesserungs- und Optimierungsprozessen, im Rahmen der Qualitätssicherung oder im Bereich des Wissensmanagements. Denn durch Aktivierung personaler und organisationaler Potenziale werden Marktchancen für das Unternehmen erhöht. Es sind demnach sowohl betriebliche als auch ökonomische Gründe, welche dazu führen, dass eine lern- und kompetenzförderliche Arbeitsgestaltung zu einem entscheiden-

1 In einer kürzlich erschienenen Studie des Instituts für Arbeitsmarkt- und Berufsforschung (IAB) weisen die Autoren auf die Gefahr einer strukturellen Arbeitslosigkeit in den nächsten Jahren im Zusammenhang mit der Industrie 4.0 hin. Unter Industrie 4.0 wird eine industrielle Produktion verstanden, welche mit modernsten Informations- und Kommunikationstechnologien eng verzahnt ist. Wenn Unternehmen nicht entgegensteuern würden, bestünde demnach gerade für Facharbeiter, welche bisher vor allem Routinearbeiten ausführen, die Gefahr der Arbeitslosigkeit. Hier sind die Unternehmen aufgefordert durch die Anleitung entsprechender Lernprozesse für neue Qualifikationen der Mitarbeiter zu sorgen. Auch dies zeigt die Relevanz der in der vorliegenden Arbeit verfolgten Fragestellung, welche in diese Arbeit verfolgt wird (Vgl. Badische Zeitung, 23. Oktober 2015, S. 19).

den Wettbewerbsvorteil wird. Da die modernen Arbeitssituationen und -prozesse immer weniger simulierbar sind, wird Wissen zur wichtigsten Produktivkraft in einer stark kundenorientierten Welt. Mitarbeiter benötigen eine berufliche Handlungskompetenz, welche durch formelle Lernprozesse nicht erworben werden kann, weshalb wiederum informelle Lernprozesse einen enormen Bedeutungszuwachs erfahren (Vgl. Dehnbostel/Elsholz, 2007, S. 35 - 40 und Reuther, 2002, S. 151). Da Problemstellungen in der Praxis selbstorganisiert gelöst werden sollen, sind vermehrt Selbstorganisationsfähigkeiten notwendig (Vgl. Erpenbeck/Sauter, 2010, S. 6). Die Unternehmen und Organisationen geben dabei nicht vor, was die Mitarbeiter wissen sollen, sondern ermöglichen, dass diese selbstständig Kompetenzen erwerben und einsetzen können. Dies geschieht durch Arbeitszusammenhänge, in deren Mittelpunkt Wissenserwerb und Wissensaustausch steht, wodurch ein größtmöglicher Praxistransfer gewährleistet wird (Vgl. Reuther, 2002, S. 152).

Diese Veränderungen in den beruflichen und betrieblichen Anforderungen zeigen sich auch in wissenschaftlichen Fragestellungen zu diesem Thema.

Seit den 1990er Jahren wurden Konzepte zum Lernen im Arbeitsprozess auf wissenschaftlicher Ebene diskutiert. Dies stand im Gegensatz zu traditionellen Weiterbildungskonzepten und -modellen. Es wurde angenommen, dass traditionelle Weiterbildung bald durch Kompetenzentwicklung abgelöst werden würde. Dies ist bis jetzt in dieser endgültigen Form jedoch nicht geschehen und wird auch heute weitgehend in dieser radikalen Form nicht mehr vertreten. Lernen innerhalb des Arbeitsprozesses wird dennoch weiterhin vor allem aus ökonomischer Sicht als sehr bedeutend wahrgenommen. Auch wenn es aus dem Blickwinkel des Unternehmens vor allem darum geht, die Arbeitsergebnisse zu verbessern und zu optimieren, liegt eine sehr wichtige Aufgabe darin, sowohl die Arbeitsprozesse als auch die Arbeitsumgebungen nach lernförderlichen Kriterien zu gestalten (Vgl. Dehnbostel/Meister, 2002, S. 12 - 16). Severing weist in diesem Zusammenhang darauf hin, dass Unternehmen in Zukunft auch darin bewertet werden, ob der Arbeitsplatz Möglichkeiten bietet, Kompetenzen zu entwickeln und zu erweitern (Vgl. Severing, 2005, S. 5). Dies gelingt dadurch, dass die Lernmöglichkeiten, die in Arbeitsprozessen vorhanden sind, identifiziert und weitere Lernmöglichkeiten zielgerichtet in bestehende Prozesse integriert werden (Vgl. Reuther, 2002, S. 167).

Wissenschaftliche Fragestellungen, wie arbeitsimmanente Lernprozesse ablaufen und wie Lernumgebungen problemorientiert und authentisch gestaltet werden können, rücken demnach vermehrt in den Vordergrund (Vgl. Sonntag/Stegmaier, 2007, S.12).

In diesem Kontext wird auch vermehrt nach Kriterien gefragt, welche eine Beurteilung des Arbeitsplatzes in Bezug auf lernförderliche Bedingungen und Möglichkeiten des Arbeitsplatzes zulassen. Lernförderliche Strukturen beziehen sich hierbei sowohl auf personelle Maßnahmen als auch auf die materielle Gestaltung des Arbeitsplatzes (Vgl. Dehnbostel/Meister, 2002, S.16). Campion/Cheraskin/Stevens schlagen in diesem Zusammenhang vor, dass Arbeitsaufgaben immer in Bezug auf mögliche Entwicklungsfähigkeiten für die Mitarbeiter untersucht werden sollen (Vgl. Campion/Cheraskin/Stevens, Michael: 1994, S. 1538).

In Bezug auf Kriterien und Rahmenbedingungen für erfolgreiches Lernen in den Arbeitsprozessen betonen Dehnbostel/Elsholz die Bedeutung einer Unternehmenskultur, welche lernförderliche Rahmenbedingungen schafft (Vgl. Dehnbostel/Elsholz, S. 41). Es geht dabei primär um die Frage, ob und inwieweit eine kompetenz- und lernförderliche Kultur in den Organisationen gelebt wird, da dies eine Voraussetzung für Lernprozesse darstellt (Vgl. Sonntag/Stegmaier, 2008, S. 227).

Die hier vorliegende Arbeit untersucht die Lernkultur in Unternehmen der pharmazeutischen Industrie und verwendet hierbei das von Sonntag u.a. (Sonntag u.a., 2005) entwickelte Lernkulturinventar (LKI). Hier wurden Kriterien in Bezug auf eine lernförderliche Unternehmenskultur herausgearbeitet und in Fragebögen dargestellt. Auf diese Weise lässt sich der Ist-Zustand einer Lernkultur in einem Unternehmen auf einer theoretisch und methodisch fundierten Basis feststellen. In Kapitel 3 wird dieses Modell noch ausführlicher dargestellt. Das Lernkulturinventar wurde bereits bei einigen empirischen Untersuchungen eingesetzt.

Während Sonntag u.a. bei der Bewertung einer empirischen Studie in Bezug auf den Zusammenhang ausgewählter Lernkulturmerkmale mit der Entwicklung von Mitarbeiterkompetenzen aufgrund der geringen Stichprobengröße noch zur Vorsicht mahnten (Vgl. Sonntag u.a., 2005, S. 252.), konnte Judith Friebe in ihrer Dissertation bestätigen, dass Lernkulturmerkmale und berufliche Kompetenzen in einem positiven Zusammenhang stehen (Vgl. Friebe, 2005, S.1).

Sonntag u.a. nutzten das Lernkulturinventar in einer weiteren empirischen Untersuchung, um Branchenunterschiede in Bezug auf Lernkulturmerkmale zu erforschen, wobei allerdings nur die Perspektive der Weiterbildungsverantwortlichen beachtet wurde. Es wurde davon ausgegangen, dass die Lernförderlichkeit in Unternehmen in ihrer Ausprägung je nach Branche variiert, was aus der Unterschiedlichkeit in Bezug auf Umweltfaktoren und Anforderungen resultiere (Vgl. Sonntag u.a., 2005, S. 193 – 226).

Die hier vorliegende Arbeit ist im Kontext dieser Forschungsarbeiten zu verstehen und verfolgt dabei folgende Zielsetzungen

- Die Arbeit zielt darauf, die empirische Basis in Bezug auf das Lernkulturinventar zu verbreitern, wie es in der Literatur gefordert wird.

So fordern beispielsweise Sonntag u.a. ganz konkret, dass Folgeuntersuchungen in Bezug auf Branchenunterschiede notwendig sind. Es geht demnach darum, weitere Benchmarkdaten zu gewinnen, um so folgende Studien zu unterstützen (Vgl. Friebe, 2005, S. 278; Sonntag u.a., 2005, S. 227).

- Zu einem besseren Verständnis des ökonomischen Nutzens der Lernkultur muss diese zu anderen unternehmensbezogenen Faktoren in Bezug gesetzt werden. So scheinen die Unternehmensgröße und die Branchenzugehörigkeit der beteiligten Unternehmen die Lernkultur zu beeinflussen (Vgl. Friebe, 2005, S. 272).Judith Friebe forderte Untersuchungen in Bezug auf einen möglichen Zusammenhang zwischen der organisationalen Innovationsfähigkeit und einer ausgeprägten Lernkultur (Vgl. Friebe, 2005, S. 278; Sonntag u.a., 2005, S. 258). Diese Fragestellung spielte eine wichtige Rolle in der Entstehungsgeschichte der hier vorliegenden Arbeit. Pharmazeutische Unternehmen sind in extremem Maße abhängig, innovativ zu arbeiten. Um einen Zusammenhang zwischen der Ausprägungsstärke einer Lernkultur und der Innovationsfähigkeit der Unternehmen herstellen zu können, bietet sich diese Branche als Untersuchungsgegenstand an.[2] Auf diese Weise ließe sich dann auch erklären, weshalb eine kompetenzförderliche Lernkultur „zu einer immer entscheidenderen Rahmenvariablen für den Erfolg eines Unternehmens“ (Remdisch/Meyer-Guckel, 2013, S. 5) wird.

- Eine weitere Zielsetzung besteht darin, zu verdeutlichen, wie Lernen im Arbeitsprozess stattfindet und wie lernrelevante Faktoren

2 Hier könnte beispielsweise auch die Anzahl von wissenschaftlichen Publikationen eines Unternehmens in Beziehung zu anderen ökonomischen Kennzahlen gesetzt werden. Dies war im Rahmen dieser Arbeit nicht möglich.

von den Mitarbeitern wahrgenommen und bewertet werden.

Zunächst wird in einem ersten Schritt der theoretische Hintergrund einer solchen Studie beleuchtet, wobei sich den Konzepten von Lernen und Kompetenzentwicklung im Unternehmen genähert wird (Kapitel 2). In einem Exkurs wird zudem ein Zusammenhang zwischen dem Lernkulturinventar und der konstruktivistischen Didaktik hergestellt. Anschließend wird das Lernkulturinventar beschrieben, indem dessen Entwicklung und Aufbau erläutert werden und die einzelnen Merkmalsbereiche einer lernförderlichen Lernkultur herausgearbeitet werden (Kapitel 3). Der empirische Teil der Arbeit (Kapitel 4) beschreibt zunächst lernkulturbezogene Charakteristika der pharmazeutischen Industrie, bevor anschließend das methodische Vorgehen dargestellt wird. Die aus der Untersuchung gewonnenen Ergebnisse werden überblicksartig vorgestellt, interpretiert und zum Teil zu den Forschungsergebnissen von Judith Friebe in Beziehung gesetzt. Im Schlussteil werden die Ergebnisse zusammengefasst und ein Ausblick beendet diese wissenschaftliche Arbeit (Kapitel 6).

2. Theoretische Grundlagen

2.1 Begriffsbestimmungen

Aufgrund der vielen möglichen unterschiedlichen Perspektiven auf den Begriff des Lernens existiert bisher keine umfassende Theorie, die alle wissenschaftlichen Ansätze ohne Widersprüche vereint. Generell lernt das Individuum, indem es sich mit seiner Umwelt auseinandersetzt. Behavioristische Lerntheorien beschreiben die äußeren Bedingungen, unter denen sich Lernen vollzieht. Lernen wurde definiert als ein Verhalten, das auf einen Reiz bzw. eine Belohnung oder Bestrafung zurückzuführen ist. Heutzutage müssen Mitarbeiter aufgrund der gestiegenen Anforderungen in der Lage sein, aktiv, selbstverantwortlich und gestaltend zu agieren. Solche Lernprozesse sind durch behavioristische Methoden nicht erreichbar.

Während kognitive Lerntheorien die Bedeutung von handlungsorientiertem Lernen, also ein von innen gesteuertes Lernen betonen, beschäftigen sich konstruktivistische Lerntheorien mit problembezogenen Lernen, welches in realen Situationen geschieht (Vgl. Wagner/Seisreiner/Surrey, 2001, S 27). Auf den Zusammenhang einer konstruktivistischen Lerntheorie und den Kriterien einer kompetenzstiftenden Lernkultur wird noch genauer eingegangen werden.

Durch das Lernen im Arbeitsprozess wird die Aktualität und Relevanz des Gelernten gesichert. Zudem wird der Anwendungsbezug des erworbenen Wissens erleichtert, da dies für die konkreten Arbeitssituation genutzt werden kann (Vgl. Sonntag/Stegmaier, 2007, S.12).

Wie oben beschrieben, wird es in dieser Arbeit darum gehen, Lernen in Unternehmen genauer zu ergründen. Es wird demnach gefragt, wie mit dem Thema Lernen in den Unternehmen umgegangen wird und welche

Merkmale sich als lernförderlich oder lernhinderlich erweisen (Vgl. Sonntag/Stegmaier, 2008, S. 34).

Um das Konzept von Lernen im Arbeitsprozess besser zu verstehen, hilft es zunächst, zwei wichtige Begriffe voneinander abzugrenzen. Finden Lernprozesse in Lernumgebungen statt, welche möglichst authentisch gestaltet sind, einen direkten Arbeitsbezug herstellen und auf diese Weise eine hohe Transfersicherung gewährleisten, spricht man von *arbeitsbezogenem Lernen*. Das Ziel eines arbeitsorientierten Lernens liegt in dem Aufbau von Kompetenzen, die es den Organisationsmitgliedern ermöglichen, selbstständig, zielgerichtet und selbstorganisiert zu handeln, da sie auf diese Weise den veränderten Aufgaben und Anforderungen begegnen können.

Lernprozesse am Arbeitsplatz und innerhalb der spezifischen Arbeitsaufgaben, -anforderungen und strukturellen Voraussetzungen werden dagegen als *arbeitsintegriertes Lernen* bezeichnet (Vgl. Sonntag/Stegmaier, 2007, S. 13f.).

Um die schwierige Begriffsbestimmung in Bezug auf Lernen innerhalb einer neuen Lernkultur zu erleichtern, kann Lernen zunächst als ein Prozess definiert werden, der durch verschiedene Adjektive näher bestimmt werden kann.

- Lernen ist ein lebenslanger, demnach kontinuierlicher Prozess. Hierbei muss die wesentliche Rolle des informellen Lernens betont werden.

- Der Lernprozess wird von den Lernenden selbst organisiert und gesteuert, ist somit aktiv und selbstgesteuert.

- Gemeinsames Lernen und Wissensaustausch führen zu kollektivem Wissenserwerb. Lernen ist demnach auch ein kollektiver und ein sozialer Prozess.

- Lernen vollzieht sich immer in bestimmten Kontexten, weshalb es sich beim Lernen auch immer um einen situativen Kontext handelt (Vgl. Sonntag/Stegmaier, 2008, S. 34f.).

Das Ziel von Lernprozessen besteht in der Entwicklung und dem Erwerb von Kompetenzen, welche sich unterschiedlichen Kompetenzbereichen zuordnen lassen.[3]
In Bezug auf den Kompetenzbegriff findet man in der Forschungsliteratur unterschiedliche Definitionen. Weitverbreitet ist die Unterteilung in vier Kompetenzfacetten: Fachkompetenz, Methodenkompetenz, Sozialkompetenz und Personalkompetenz.

- Bei *Fachkompetenz* handelt es sich um Kenntnisse und Fertigkeiten, durch die eine berufliche Tätigkeit ausgeführt werden kann. Man weiß beispielsweise, wie eine Maschine funktioniert, wie ein Prozess abläuft oder welche Handlungsmöglichkeiten jemandem zur Verfügung stehen. Auch in diesen Bereich gehört die Fähigkeit, Probleme zu erkennen, zu analysieren und Lösungswege zu verfolgen.

- Durch eine entsprechende *Methodenkompetenz* kann selbstständig neues Fachwissen und Arbeitsmethoden angeeignet werden.

---

3 Die "Faure Komission" nimmt an, dass das Kompetenzpotenzial der Menschen für intelligente Problemlösungen noch nicht einmal zu 50% entwickelt ist. Hier zeigt sich das sehr hohe Potenzial, welches auch in der Schaffung lernförderlicher Lernkulturen liegt (Vgl. Gieseke, 2004, S. 41).

Es geht zum Beispiel um Kenntnisse in Bezug auf eine generell effektive und verlässliche Entscheidungsfindung oder um Strategien, sich neues Wissen leichter aneignen zu können.

- Bei *Sozialkompetenz* handelt es sich um Fähigkeiten und Wissen, um soziale Interaktionen besser bewältigen zu können. Gemeint sind Kommunikations- und Teamfähigkeit, aber auch beispielsweise Empathie oder Sensibilität.

- Der Begriff *personale Kompetenz* bezieht sich auf Selbstreflexions- und Selbstorganisationsfähigkeiten sowie auf persönliche Einstellungen und Werthaltungen. Auch diese Faktoren beeinflussen das Arbeitshandeln nachhaltig.
  (Vgl. Friebe, 2005, S. 104)

In dieser Arbeit wird sehr oft die Rede von einer Lernkultur im Unternehmen sein, welche sich als förderlich für die Kompetenzentwicklung der Mitarbeiter darstellt.
Daher ist es in einem ersten Schritt notwendig, den Begriff Kultur näher zu betrachten. Unter dem Begriff Kultur werden Denk- und Handlungsmuster, Wertvorstellungen und Verhaltensnormen zusammengefasst, die von einer sozialen Gruppe als solche akzeptiert werden und wodurch sich diese von anderen Gruppen abgrenzen lässt (Vgl. Wagner/Seisreiner/Surrey, 2001, S 13).
In der hier vorliegenden Arbeit geht es vor allem um die Frage, wie mit lernrelevanten Aspekten in einer Organisation oder konkret in einem Unternehmen umgegangen wird.
Lernkultur wird als eine Arbeitsumgebung verstanden, in der es zu einem geförderten Wissenserwerb und -austausch kommt und in dem die Orga-

nisationsmitglieder Lernen als einen bedeutenden Teil der täglichen Arbeit wahrnehmen. Lernkultur fungiert dabei als Orientierungshilfe für die Organisationsmitglieder, die auf diese Weise erfahren, wie Lernen im Unternehmen stattfindet und was von ihnen als Lernende erwartet wird. Der Beschreibungsgegenstand bezieht sich auf die Lernenden sowie auf die Lernumgebung. Bei der Lernumgebung geht es vor allem um Normen und organisationale Rahmenbedingungen. Diese müssen zielgerichtet gestaltet werden, möchte man Lernen „als kontinuierlichen, aktiven, weitgehend selbstgesteuerten, situativen und sozialen Prozess" (Sonntag/Stegmaier, 2008, S. 228) innerhalb der Organisation ermöglichen. Kommt es zu selbst gestalteten Lernprozessen, bilden sich Kompetenzen heraus, die es den Mitarbeitern ermöglichen, veränderte Aufgaben und Anforderungen zu bewältigen. Als Ziel einer Lernkultur lässt sich demnach die Kompetenzentwicklung der Mitarbeiter nennen, was zu deren Anpassungs- und Innovationsfähigkeit führt. Es geht um ein sehr breites Verständnis von Lernkulturen, wobei Lernkultur des Weiteren definiert werden kann als „die Gesamtheit der Wertvorstellungen, Denkmuster, Handlungsweisen und Rahmenbedingungen einer Organisation und ihrer Mitglieder hinsichtlich der Förderung [...] von Lernen" (Sonntag/Stegmaier, 2008, S. 229).

Reuther identifiziert folgende Merkmale einer neuen Lernkultur in Unternehmen:

- Lernen ist alltäglich und permanent. Dies bedeutet, dass in allen Arbeitsaufgaben und -prozessen Lernchancen vorkommen, die es zu identifizieren gilt.

- Ketten von Maßnahmen wirken zielgerichteter als Einzelmaßnahmen, um Lernpotenziale freizusetzen. Zudem sind viele kleine Maßnahmen effektiver als eine große Maßnahme.

- Da sich Lernprozesse entlang von Prozessen orientieren, muss dies auch so wahrgenommen und berücksichtigt werden.

- Lernen muss als Selbstverantwortung von den Mitarbeitern erkannt werden.

- Die Führungsrolle verändert sich, da sie für die Steuerung der Lernprozesse Verantwortung übernehmen muss.

- Es muss Transparenz in Bezug auf Lerninformationen und Quellen geben, damit diese allen Mitarbeitern zugänglich sind.

- Aktiver Erfahrungsaustausch muss ermöglicht werden, was unter anderem in Projektarbeit, Mentoring/Coaching, Job-Rotation, kollegiale Beratung geschehen kann. Dies zeigt, dass sich eine so veränderte Lernkultur in den Unternehmen auch in neuartigen Lernformen widerspiegelt (Vgl. Reuther, 2002, S. 155f).

Es wird aus diesen Ausführungen deutlich, dass es bei diesem Lernkulturbegriff in erster Linie nicht um organisierte Weiterbildung, sondern um selbstständige und bedarfsgerechte Wissensaneignung geht (Vgl. auch Geldermann/Günther/Hofmann, 2005, S. 9). Ebenso wird der Zusammenhang zu einem Wissensmanagement deutlich, da eine solch gestaltete Lernkultur dazu führt, dass Wissen innerhalb der Organisation effektiv erworben und ausgetauscht wird (Vgl. Remdisch/Meyer-Guckel, 2013, S. 6) .
Die Merkmale einer Lernkultur können mit organisationsdiagnostischen Verfahren erfasst werden. Hierfür wurden wissenschaftliche Methoden

entwickelt. Dazu gehören unter anderem das „Learning Transfer System Inventory“, die „Checkliste des lernenden Unternehmens“ oder der „Learning Climate Questionnaire“(Vgl. Remdisch/Meyer-Guckel, 2013, S. 7). Bei dem für diese Arbeit gewählten „Lernkulturinventar“(LKI) handelt es sich um eines dieser Instrumente (Vgl. Sonntag/Stegmaier, 2008, S. 227f. sowie Sonntag u.a., 2005, S. 99). Im nächsten Kapitel wird die Entwicklung und der Aufbau des Lernkulturinventars näher beschrieben, bevor dann die einzelnen Merkmalsbereiche einer solchen Lernkultur im Unternehmen bestimmt werden.

2.2 Das Lernkulturinventar

2.2.1 Entwicklung und Aufbau des Lernkulturinventars

Bei dem Lernkulturinventar[4] handelt es sich um ein organisationsdiagnostisches Verfahren, welches darauf zielt, die Lernkultur in einer Organisation auf wissenschaftlicher Basis zu erfassen. Dies geschieht in erster Linie dadurch, dass verschiedene Merkmalsbereiche einer Organisation untersucht werden, um auf diese Weise Ergebnisse in Bezug auf die Wahrnehmung der Lernkultur durch die betroffenen Personen zu erhalten. Bei den betroffenen Personen wird zwischen sogenannten Experten und den Mitarbeitern unterschieden. Die Entwickler des Lernkulturinventars differenzieren demnach zwischen der Gruppe der Gestalter bzw. Experten (Personalentwickler, Weiterbildungsexperten, HR-Manager) und der Mitarbeiterperspektive. Denn um eine umfassende Diagnose einer organisationalen Lernkultur durchführen zu können, ist es förderlich, unterschiedliche Blickwinkel zu berücksichtigen (Vgl. Sonntag/Stegmaier, 2005, S. 23 sowie Sonntag/Stegmaier, 2008, S. 229).

4 Der komplette Fragebogen des Lernkulturinventars befindet sich bei Friebe, 2005, S. 305 – 317.

Das Lernkulturinventar soll dabei wissenschaftlichen aber auch praktischen Ansprüchen genügen, indem es auch zur konkreten Beurteilung und Evaluation verwendet werden kann (Vgl. Sonntag/Stegmaier, 2008, S. 229).

Die Autoren des LKI greifen bei der Erarbeitung der Gestaltungsdimensionen auf Forschungsergebnisse aus verschiedenen Bereichen wie unter anderem Führung, arbeitsbezogenem Lernen, HR-Management und Organisationskultur zurück (Vgl. Sonntag/Stegmaier, 2008, S. 231 – 238).

Die Dimensionen des Lernkulturinventars entsprechen den Merkmalsbereichen der Lernkultur, welche später noch genauer beschrieben werden. Die Subdimensionen entsprechen dagegen den einzelnen Lernkulturmerkmalen. Für beide Versionen wurde ein Itempool generiert. Diese Items dienen auf der einen Seite zur Erfassung konkreter Begebenheiten im Unternehmen, auf der anderen Seite erfassen sie auch Wahrnehmungen der Befragten in Bezug auf einen Sachverhalt.

Insgesamt finden sich im LKI drei unterschiedliche Typen von Items:

- *Einzelitems* beziehen sich auf persönliche Einstellungen der Befragten in Bezug auf lernförderliche Faktoren im Unternehmen. Diese Items machen den Großteil der Items aus.

- Die *Checklistenitems* erfassen den Ist-Zustand im Unternehmen, indem jede einzelne Maßnahme mit "vorhanden ja/nein" beantwortet wird.

- Durch die *Gesamtitems* wird zum Abschluss jeder Subdimension festgehalten, ob die angesprochenen Faktoren lernförderlich gestaltet sind. Diese Fragen haben resümierenden Charakter und erlauben auf diese Weise eine umfassendere und direkte Erfassung in Bezug auf die Lernförderlichkeit bestimmter Rahmenbedingung und Maßnahmen im Unternehmen (Vgl. Friebe, 2005, S. 139 – 141).

Einzelitem	trifft gar nicht zu		trifft teilweise zu		trifft völlig zu
In unseren Leitlinien betonen wir die Bedeutung von Lernen im Unternehmen.	1	2	3	4	5
Checklistenitem					
Wir erwarten von unseren Mitarbeitern, dass sie:	ja	nein			
. . . ihr fachliches Wissen und Können selbständig auf aktuellem Stand halten	1	2			
. . . ihr Wissen selbständig erweitern	1	2			
. . . Eigenverantwortung und Eigeninitiative bei ihrer Weiterentwicklung zeigen	1	2			
Gesamtitem					
Wie beurteilen Sie den Bereich lernorientierte Unternehmensleitlinien insgesamt?					
Unsere Leitlinien sind lernförderlich.	1	2	3	4	5
Die Umsetzung dieser Leitlinien ist bei uns lernförderlich.	1	2	3	4	5
Unsere Erwartungen an den lernenden Mitarbeiter sind lernförderlich.	1	2	3	4	5

Abbildung 1: Beispielitems des Lernkulturinventars mit den drei verschiedenen Antwortformaten (Quelle: Friebe, 2005, S. 142)

Abbildung 1 zeigt die drei verschiedenen Item-Typen des Lernkulturinventars. Die Beantwortung der Einzel- und Gesamtitems basiert auf einer fünfstufigen Likert-Skala, wobei die Antwortauswahl von „trifft gar nicht zu“ über „trifft teilweise zu“ bis „trifft völlig zu“ reichen. Durch dieses Antwortverfahren erhält man Zahlenwerte, wodurch die Ergebnisse operationalisierbar werden, was für die hier vorliegende Arbeit von großer Bedeutung ist.

Abbildung 2 gibt einen Überblick über die insgesamt acht Dimensionen des LKI. Die Zahlen in den Klammern beziehen sich auf die Anzahl der Subitems.

I. Lernen als Teil der Unternehmensphilosophie (16)

II. Rahmenbedingungen für Lernen im Unternehmen (13)

III. Aspekte der Personalentwicklung im Unternehmen (22)

IV. Lern- und Entwicklungsmöglichkeiten im Unternehmen (32)

V. Lernatmosphäre und Unterstützung durch Kollegen (09)

VI. Lernorientierte Führungsaufgaben (14)

VII. Information und Partizipation (35)

VIII. Lernkontakte des Unternehmens mit seiner Umwelt (14)

Abbildung 2: Die acht Dimensionen des LKI im Überblick

2.2.2 Merkmalsbereiche einer lernförderlichen Kultur im Unternehmen

Da eine Lernkultur im Unternehmen über lernförderliche Merkmale im Unternehmen bestimmt werden kann, haben Sonntag u.a. gemeinsam mit Experten aus Theorie und Praxis verschiedene Merkmalsbereiche einer kompetenzstiftenden Lernkultur herausgearbeitet. Innerhalb dieser Bereiche werden verschiedenen Handlungsebenen untersucht. Auf einer normativen Ebene wird gefragt, welche Werte, Normen und Einstellungen im Unternehmen hinsichtlich des Lernens bestehen. Förderliche

Rahmenbedingung für nachhaltiges Lernen zeigen sich auf der strategischen Unternehmensebene, während unterschiedliche individuelle und organisationale Lernformen auf einer operativen Ebene stattfinden. Neben den verschiedenen Unternehmensebenen werden innerhalb der hier beschriebenen Merkmalsbereiche auch die unterschiedlichen Lernebenen (Individuum, Gruppe, Organisation) und die handelnden Akteure (Unternehmensleitung, Führungskräfte, Verantwortliche der Personalentwicklung) berücksichtigt (Vgl. Sonntag/Stegmaier, 2005, S. 23 sowie Sonntag, 2005 S. 102). Eine lernförderliche Unternehmenskultur kann nur erreicht werden, wenn diese auf allen Handlungsebenen etabliert ist (Vgl. Sonntag, 2005, S. 110 sowie 113).

Im Folgenden werden diese unterschiedlichen Merkmalsbereiche vorgestellt und lernförderliche bzw. lernhinderliche Faktoren bestimmt.

2.2.2.1 Lernorientierte Unternehmensphilosophie

Der Merkmalsbereich der Unternehmensphilosophie bezieht sich auf normative Rahmenbedingung, also auf Normen, Wertvorstellungen und Einstellungen in Bezug auf Lernen im Unternehmen. In diesem Bereich geht es darum, welche Erwartungen das Unternehmen an seine lernenden Angestellten stellt bzw. ob und wie lernorientierte Leitlinien formuliert sind. Denn diese Grundsätze sollen den Organisationsmitgliedern Wege und Ziele des Lernprozesses aufzeigen.

Um diese Leitlinien umsetzen zu können und dadurch ihre lernförderliche Wirkung zu entfalten, müssen entsprechende Ressourcen und Rahmenbedingung geschaffen werden. Eine besondere Rolle kommt hierbei der Personalentwicklung zu, welche durch konkrete Maßnahmen die formulierten lernorientierten Leitlinien umsetzt.

Erwartungen an die Mitarbeiter in Bezug auf Lernen sind vor allem dann förderlich, wenn sie die Aspekte Eigeninitiative, Engagement, kontinuierliches Lernen sowie Kompetenzentwicklung betreffen. (Vgl. Sonntag, 2005, S. 122f.)

2.2.2.2 Strukturelle und formale Rahmenbedingung einer förderlichen Lernkultur

Unter diesem Merkmalsbereich werden unterschiedliche Faktoren in Bezug auf ihre lernförderliche Wirkung untersucht. Neben der organisationalen Struktur und dem Entgelt- und Anreizsystem werden Arbeitszeitregelungen und der Umgang mit Veränderung unter dem Aspekt des Lernens betrachtet.

Entgegen der Annahme sahen die gefragten Experten in der Organisationsstruktur keinen entscheidenden Faktor in Bezug auf eine kompetenzstiftende Lernkultur im Unternehmen. Eine ähnliche Skepsis herrschte auch in Bezug auf die im Unternehmen herrschenden Entgelt- und Anreizsystem, auch wenn angenommen wird, dass Anerkennung für die Lernerfolge der Mitarbeiter sowie monetäre Anreize für die Erreichung von Zielvereinbarungen förderlich wirken können. Hinsichtlich der Arbeitszeitregelungen wurde von den Experten bestätigt, dass flexible und selbstständige Zeiteinteilung eine lernförderliche Wirkung hat. Im Zusammenhang mit der Bewältigung von Veränderungsprozessen wurde zudem die Wichtigkeit von sowohl reaktivem als auch proaktivem Lernen herausgestellt (Vgl. Sonntag, 2005, S. 127).

2.2.2.3 Aspekte der Personalentwicklung

In diesem Merkmalsbereich wirkt vor allem eine strategische Personalentwicklung lernförderlich. Wichtig ist hierbei, dass die Unternehmensstrategie die strategische Ausrichtung der Personalentwicklung bestimmt. Zudem sollte die Kompetenzentwicklung der Mitarbeiter sowie die Schaffung eines Kompetenzcenters im Mittelpunkt der Personalentwicklung stehen. Überraschenderweise kamen Sonntag u.a. gemeinsam mit den befragten Experten zu dem Ergebnis, dass Bildungsbedarfsanalyse[5] und Bildungscontrolling nicht unbedingt einen positiven Einfluss auf die Lernkultur haben (Vgl. Sonntag, 2005, S. 130).

2.2.2.4 Lern- und Entwicklungsmöglichkeiten im Unternehmen

Dieser Merkmalsbereich umfasst unterschiedliche neue Lernformen, die eine kompetenzstiftende Lernkultur zum Ausdruck bringen. Gemeint sind vor allem arbeitsbezogene Lernformen wie informelles, gemeinsames und selbstgesteuertes Lernen sowie mediengestützte, multimediale Lernprozesse. Von Bedeutung ist dabei eine Transfersicherung, die in der Unternehmenspraxis jedoch selten stattfindet (Vgl. Sonntag, 2005 S. 139).

2.2.2.5 Lernatmosphäre und Unterstützung durch Kollegen

Diese Dimension bezieht sich auf Aspekte des Lernklimas und der kollegialen Zusammenarbeit. Es wird dabei danach gefragt,

- ob Wissensaustausch im Unternehmen stattfindet?
- ob konstruktive Feedbackprozesse bestehen?
- ob Lösungen gemeinsam gesucht werden?
- ob die Mitarbeiter sich generell gegenseitig helfen?
- ob eine druckfreie, offene Lernatmosphäre besteht?

(Vgl. Sonntag, 2005 S. 46)

5 Zur Bidungsbedarfsanalyse vgl. Severing, 2005, S. 27f.

2.2.2.6 Lernorientierte Führungsleitlinien und -aufgaben

Auch wenn Führungsleitlinien lernförderlich formuliert werden können, sahen die befragten Experten in diesem Aspekt keinen bedeutenden Einflussfaktor für eine lernförderliche Unternehmenskultur. Als wichtig wurde vielmehr betrachtet, dass sich die Führungsperson verantwortlich für die Entwicklung der Mitarbeiter sieht und deren Eigeninitiative fördert. Die Rolle der Führungskraft[6] und deren Aufgaben sind demnach ein entscheidender Faktor einer kompetenzförderliche Unternehmenskultur, da sie entscheidend für die Motivation der Mitarbeiter sind und so Lernprozesse ermöglichen (Vgl. Sonntag, 2005, S. 132f.). Eine neue Führungsaufgabe liegt demnach in einer lernförderlichen Gestaltung der Arbeitsumgebung (Vgl. Severing, 2005, S. 73).

2.2.2.7 Information und Partizipation im Unternehmen

In diesem Merkmalsbereich geht es um lernbezogene Interaktionsprozesse. Er umfasst eine lernförderliche Informationsweitergabe und Wissensaustausch innerhalb des Unternehmens, der einzelnen Abteilungen sowie interner Netzwerke. Des weiteren geht es um Partizipationsmöglichkeiten der Mitarbeiter bei der Gestaltung von Personalentwicklung.

Dem generellen Informations- und Wissensaustausch kann eine wichtige Rolle in Bezug auf eine lernförderliche Unternehmenskultur zukommen. Voraussetzung ist, dass bedarfs- und zielgruppenorientiert kommuniziert wird. Entsprechende Rahmenbedingungen und eine offene Atmosphäre unterstützen den informellen Austausch, welcher von großer Bedeutung für Lernprozesse[7] ist.

---

6 Zu der wissenschaftlichen Diskussion in Bezug auf die Rolle der Führungskraft als Lernberater vgl. z.B. Krauss/Mohr, 2004, S. 33-36.

7 Es wird davon ausgegangen, dass etwa 70 Prozent der menschlichen Lernprozesse informell ablaufen (Vgl. Overwien, 2007, S.1).

Es wird bezüglich dieses Merkmalsbereichs allerdings bemängelt, dass in der Praxis die Partizipationsmöglichkeiten der Mitarbeiter bei der Planung und Gestaltung von Personalentwicklungsmaßnahmen häufig marginal sind, wodurch lernförderliche Effekte ausbleiben (Vgl. Sonntag u.a., 2005, S. 136).

Im Konzept des Lernkulturinventars finden neben den internen Wissensaustauschprozessen auch lernnorientierte Umwelt- und Außenkontakte Beachtung.

2.2.2.8 Lernorientierte Umwelt- und Außenkontakte

Externe auf Lernen ausgerichtete Unternehmenskontakte können interne Wissensbestände verändern und bereichern, indem sie für neues Wissen sorgen. Häufig fungieren sie auf diese Weise als Auslöser für Veränderungsprozesse. Gemeint sein können Kunden, Zulieferfirmen oder Bildungseinrichtungen. Es geht in diesem Merkmalsbereich demnach um die Frage, inwieweit ein Unternehmen externe Kontakte zum Wissensaustausch und für Lernprozesse nutzt (Vgl. Sonntag u.a., 2005, S. 140 sowie Scharper, 2006, S. 15). Im Konzept des Lernkulturinventars wird davon ausgegangen, dass die hier beschriebenen Merkmalsbereiche auf eine Kompetenzentwicklung der Mitarbeiter wirken. Gibt es allerdings empirische Belege für einen solchen Zusammenhang und wirken alle Merkmalsbereiche zu gleichen Teilen auf die unterschiedlichen Kompetenzbereiche? Oder gibt es Merkmalsbereiche, deren lernförderliche Ausgestaltung eine spezifische Kompetenzentwicklung fördern?

2.3 Der Zusammenhang von Lernkultur und Kompetenzentwicklung

Geldermann/Günther/Hofmann bezeichnen die Lernkultur im Unternehmen als „ein zentrales Movens der Kompetenzentwicklung“ (Geldermann/Günther/Hofmann, 2005, S. 10).

In der Literatur wird von drei Einflussebenen ausgegangen, welche auf Kompetenzentwicklung wirken. Es wird hierbei unterschieden zwischen der (1) organisationsbezogenen, (2) der aufgabenbezogenen und (3) der personenbezogenen Ebene. Die organisationsbezogene Ebene bezieht sich auf organisationale Merkmale, welche Lernen und Kompetenzentwicklung beeinflussen. Hierzu gehören die in Kapitel 2 dargestellten Lernkulturmerkmale. Aufgabenbezogene Merkmale beziehen sich dagegen zum Beispiel auf eine angemessene Komplexität der Arbeitsaufgabe. Denn können Kompetenzen nicht genutzt werden, kommt es zu einem Abbau derselben. Individuelle Eigenschaften des Mitarbeiters, welche auf Kompetenzentwicklung wirken, werden der personenbezogenen Ebene zugeordnet (Vgl. Friebe, 2005, S. 100 sowie Geldermann/Günther/Hofmann, 2005, S. 6).

Das folgende Schaubild zeigt die verschiedenen Einflussebenen, welche auf die Herausbildung beruflicher Kompetenzen wirken. Zudem beeinflussen sich die einzelnen Variablen gegenseitig und nehmen partiell eine sogenannte Moderatorenfunktion ein (Vgl. Friebe, 2005, S. 131).

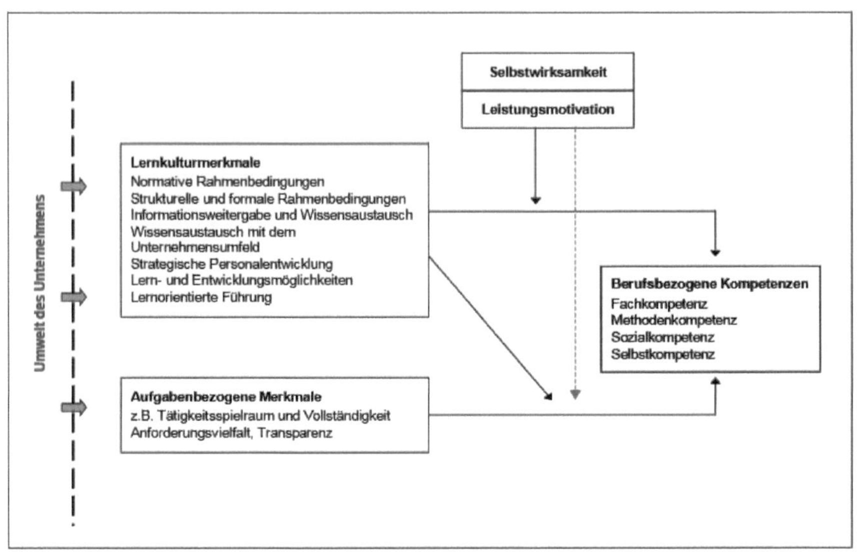

Abbildung 3: Hypothetisches Modell zur Beschreibung des Wirkungszusammenhangs von Lernkultur sowie aufgaben- und personenbezogenen Faktoren auf die Herausbildung beruflicher Kompetenzen (Quelle: Friebe, 2005, A. 131).

Da diese Arbeit die Lernkultur in pharmazeutischen Unternehmen unter Einbezug des Lernkulturinventars untersucht, geht es um den Einfluss der organisationalen Ebene auf die Kompetenzentwicklung. Bei diesem Einfluss handelt es sich um ein „komplexes Wirkungsgefüge“ (Friebe, 2005, S. 100), was möglicherweise ein Grund dafür ist, weshalb ein solcher Wirkungszusammenhang in der Forschung bisher nur unzureichend untersucht wurde.[8]

Judith Friebe untersuchte diesen Wirkungszusammenhang empirisch, indem sie das Lernkulturinventar bei einer Untersuchung einsetzte und mit einem neu entwickelten Verfahren zur Kompetenzerfassung kombinierte (Vgl. Friebe, 2005, S. 155ff).

Durch diese breit angelegte Untersuchung konnten die theoretischen An-

8 Einen knappen Forschungsüberblick findet man bei Friebe (Vgl. Friebe, 2005, S. 100)

nahmen gestützt werden, da die aus der Untersuchung gewonnenen Ergebnisse insgesamt einen positiven Zusammenhang zwischen der Lernkultur und der Kompetenzentwicklung der Mitarbeiter herstellen. Die wichtigsten Ergebnisse werden im folgenden überblicksartig vorgestellt (Vgl. Friebe, 2005, S. 262).

Die Lernkulturmerkmale wirken dabei jeweils in verschiedener Ausprägung auf die drei Kompetenzfacetten[9].

Die LKI-Dimension „Lernkontakte des Unternehmens mit seiner Umwelt" beeinflusst dabei vor allem den Bereich der Fach- und Methodenkompetenz. Fachliche und methodische Kompetenzen werden demnach besonders durch den Austausch mit der Unternehmensumwelt (Beratungsfirmen, Universitäten, Kunden, Auftraggeber) gefördert.

Eine positive Lernatmosphäre sowie kollegiale Lernunterstützung führt zu einer höheren Sozialkompetenz der Mitarbeiter, welche sie dazu befähigt, soziale Situationen besser zu bewältigen. Ebenfalls positiv auf diesen Kompetenzbereich wirken flexible Arbeitszeitregelungen, lernförderliche Strukturen sowie Entgelt- und Anreizsysteme (Dimension: organisationale Rahmenbedingungen).

Mit der Selbstkompetenz (oder personale Kompetenz) korrelieren insgesamt fünf Merkmalsbereiche des LKI.

Wird Lernen in die Unternehmensphilosophie integriert und somit normativ verankert, führt dies zu einer höheren personalen Kompetenz bei den Mitarbeitern (Dimension: Lernen als Teil der Unternehmensphilosophie).

Auch ausreichende Lern- und Entwicklungsmöglichkeiten im Unternehmen und lernförderlich gestaltete Personalentwicklungsmaßnahmen haben eine positive Wirkung auf

9 Friebe fasst dabei die beiden Bereiche Fach- und Methodenkompetenz in einem Bereich zusammen und kommt daher nur auf 3 Kompetenzbereiche (Vgl. Friebe, 2005, S. 156).

diesen Kompetenzbereich. Das gleiche gilt für die Rahmenbedingungen sowie die Informationsweitergabe und den Wissensaustausch im Unternehmen.

Am stärksten beeinflusst ein lernorientiertes Führungsverhalten die Herausbildung und Stärkung der Selbstkompetenz. Eine entsprechende Unterstützung des Mitarbeiters durch die Führungskraft zeigt sich demnach in einer erhöhten Selbstkompetenz und vor allem in Bezug auf Selbststeuerung und -wahrnehmung. Die Bedeutung dieses Lernkulturmerkmals wird auch dadurch betont, dass es mit allen Kompetenzbereichen ähnlich hohe Zusammenhänge aufweist. Dies unterstreicht demnach die in Forschung diskutierte Rolle der Führungskraft als Personalentwickler und Coach der Angestellten.

Entgegen den Erwartungen existiert kein signifikant positiver Zusammenhang zwischen der Lernatmosphäre und der personalen Kompetenz. Gemäß diesen Ergebnissen hat es keinen relevanten positiven Einfluss auf die Mitwirkung, die Verantwortungsübernahme, das Veränderungsinteresse sowie das Selbstmanagement des Mitarbeiters, wenn Unterstützung durch die Kollegen und ein positives Lernklima erfahren wird.

Eine solche Lernatmosphäre wirkt dagegen stärker auf den Bereich der Sozialkompetenz und fördert daher das kollegiale Miteinander und die Zusammenarbeit zwischen den Kollegen.

Bis auf eine Ausnahme bestehen demnach signifikante Zusammenhänge zwischen der Entwicklung der Kompetenzen und der Gestaltung der Lernkulturmerkmale. Allerdings kommt Friebe zu dem Ergebnis, dass diese Zusammenhänge häufig lediglich als schwach bis mittel zu bewerten sind. Ausnahmen bilden hierbei vor allem die externen Lernkontakte des Unternehmens sowie die lernorientierte

Führungsarbeit.[10]

Friebe weist daher als Fazit darauf hin, dass es eine insgesamt signifikant positive Korrelation zwischen den Merkmalsbereichen des LKI und den Bereichen beruflicher Kompetenzen gibt. Da allerdings vor allem einzelne Lernkulturmerkmale stark auf die Entwicklung beruflicher Kompetenzen wirken, kann nicht ein genereller Einfluss aller Lernkulturmerkmale auf die Kompetenzen behauptet werden. Dabei stellen sich vor allem die Lernkontakte mit dem Unternehmensumfeld und die lernorientierte Führungsarbeit als signifikante Einflussfaktoren dar (Vgl. Friebe, 2005, S. 262).

Da diese Arbeit untersucht, ob eine Innovationsabhängigkeit Unternehmen dazu bewegt, verstärkt für eine förderliche Lernkultur zu sorgen, soll eine solche spezifische Innovationskompetenz genauer betrachtet werden.

Innovationskompetenz besteht aus der Fähigkeit und der Bereitschaft, nach neuen kreativen Wegen und Lösungen zu suchen und diese auch umzusetzen. Voraussetzung hierfür ist eine auf Vertrauen basierende Innovationskultur, in welcher sich die Angestellten mit ihren Talenten proaktiv einbringen können. Auf diese Weise kann auf Veränderungsbedarf frühzeitig reagiert und Innovationen aktiv durchgeführt werden. Durch Innovationskompetenz können – auf strategischer Ebene - Unternehmen, neue Erfolgspotenziale identifizieren und nutzen (Vgl. Fraunhofer, 2011, S. 10).

In Bezug auf Innovationsfreudigkeit bringen Erpenbeck/Heyse diese in ihrem Kompetenzatlas in Zusammenhang mit einer Aktivitäts- und Handlungskompetenz[11] sowie mit personaler Kompetenz (Vgl.

10 Die Gründe für diese niedrigen und unbedeutenden Korrelationen können aber auch im methodischen Vorgehen liegen (Vgl. Friebe, 2005, S. 263).

11 Da zu diese Art von Kompetenz durch die Untersuchung von Friebe keine Daten vorliegen, kann sie im Rahmen dieser Arbeit nicht weiter berücksichtigt werden.

Erpenbeck/Sauer, 2010, S. 86).

3. Exkurs: Das Lernkulturinventar aus Sicht einer konstruktivistischen Lerntheorie

3.1 Konstruktivistische Grundannahmen

In der Fachliteratur findet man viele unterschiedliche konstruktivistische Ansätze, deren Darstellung im Rahmen dieser Arbeit nicht möglich ist.[12] Die folgenden Ausführungen beziehen sich daher auf den Ansatz von Kersten Reich und den Ausführungen von Rolf Arnold im Wörterbuch der Erwachsenenbildung.

Ausgangspunkt des Konstruktivismus ist die Annahme, dass es keinen unmittelbaren Zugang für den Menschen zur Wirklichkeit gibt, sondern die Wahrnehmung der Wirklichkeit auf der Konstruktion derselben beruht. Der Konstruktionsprozess ist von individuellen Erfahrungen bzw. dem "eigenen kognitiven System" (Arnold, 2010a, S. 173) geprägt und erfolgt dabei immer in einem Kontext, in welchem Anschluss an bereits vorhandene Konstruktionen hergestellt wird. Neues muss sich demnach in den eigenen Erfahrungsbereich integrieren lassen. Nur was sich dabei als anschlussfähig erweist, wird auch als viabel wahrgenommen. Der Mensch stellt demnach seine Wahrheit selbst dar (Vgl. Arnold, 2010b, S. 100 und Arnold, 2010a, S. 173 und Reich, 2008, S 76 - 80). Dieser Wahrnehmungsprozess verläuft dabei selbstorganisiert, auch wenn Perturbationen eine Veränderung im System auslösen können, wodurch Lernen ermöglicht werden kann. Diese konstruktivistischen Annahmen bilden die Basis für eine derart gestaltete Lerntheorie.

12 Einen guten Überblick bietet Reich (Reich, 2008, S. 85 – 93).

3.2 Grundannahmen einer konstruktivistischen Didaktik

Eine konstruktivistische Didaktik muss der "Multiperspektivität von Wirklichkeitsauffassungen" (Reich, 2008, S. 76) gerecht werden. Lernprozesse werden nicht länger dahingehend verstanden, dass inhaltlicher Input aufgenommen, eingeprägt und anschließend übernommen wird. Vielmehr konstruieren bzw. rekonstruieren die Lerner die Inhalte und Ergebnisse im Rahmen ihres bereits vorhandenen Wissens. Eine Instruktions- oder Vermittlungsdidaktik wird daher von einer Ermöglichungsdidaktik abgelöst. Für die Lehrperson bedeutet dies eine neue Aufgabenstellung, welche darin besteht, Lernumgebungen zu schaffen, welche Erschließung und Aneignung von Neuem möglich machen und dabei sowohl die Lebenssituation als auch die kognitiven Strukturen der Teilnehmer berücksichtigen (Vgl. Arnold, 2010a, S. 173f.).
Sowohl Reich als auch Arnold betonen die Bedeutung des situierten Kontextes für das Lernen. Denn der Lernprozess erfolgt immer in spezifischen Kontexten, die innerhalb der Didaktik berücksichtigt werden müssen, da nur so Lernen anschlussfähig ist. Beispiele und Aufgaben aus dem Erfahrungsbereich der Lerner sollten demnach im Mittelpunkt stehen (Vgl. Arnold, 2010b, S. 100 und Arnold, 2010a, S. 174 und Reich, 2008, S. 79f). Für Lernen muss daher ein entsprechender Handlungsrahmen geschaffen werden. Eine solche Lernumgebung muss zudem einen Problem- und Lösungsdruck beinhalten, möchte sie Bedingungen für erfolgreiches Lernen schaffen. Dieses Lernen sollte demnach an die Lernbiographie anschließbar sein, den bisher erreichten Lernstand der Lerner aber auch herausfordern, indem zur Lösung des Problems ein neuer Kenntnisstand erreicht werden muss (Vgl. Reich, 2008, S. 208f.).

Beide Autoren unterstreichen zudem die Wichtigkeit, den Lernprozess auch als soziale Interaktion zu verstehen, die in einem gemeinsamen

kulturellen Rahmen stattfindet. Soziales Lernen setzt immer eine interaktive Verständigung voraus. Wissen entsteht demnach zwischen Personen in Kontexten, in welchen sie miteinander in Interaktion treten (Vgl. Arnold, 2010a, S. 174 und Reich, 2008, S. 84 und S. 200 - 207).[13]
Lernen wird als aktiv-konstruktiver Vorgang aufgefasst, weshalb Aneignungsprozesse anstelle von Wissensvermittlung im Mittelpunkt didaktischer Überlegungen stehen (Vgl. Arnold, 2010a, S. 174 und Reich, 2008, S. 71).

Für Kersten Reich besteht eine konstruktivistische Didaktik zudem aus drei wesentlichen Elementen. Lernen ist demnach konstruktiv, rekonstruktiv sowie dekonstruktiv.

Konstruktiv ist ein Lernprozess, wenn die Lernenden etwas selbst erfahren und ausprobieren können. Dies ist allerdings nur in einer angstfreien Atmosphäre möglich, welche demnach eine Voraussetzung für konstruktivistisches Lernen darstellt. Die Selbstbestimmung des Lernprozesses spielt hierbei eine sehr große Rolle. Lernt der Lerner nach dem Prinzip learning by doing ist er selbst in der Lage zu erkennen, was für den eigenen Lernprozess notwendig ist. Unter Rekonstruktion versteht Reich das Nachdenken darüber, wie und aus welchen Gründen jemand anderes etwas wahrgenommen hat. Aber auch dieser rekonstruierende Vorgang entspricht einer aktiven Aneignung, da das Angeeignete zunächst rekonstruiert und dann wieder konstruiert und dadurch verändert wird. Dieser Vorgang benötigt dabei viele konstruktive Lernelemente, um das Behalten zu sichern. Unter Dekonstruktion versteht Reich schließlich einen Vorgang, in welchem das Zweifeln und

13 Ein sehr anschauliches Beispiel, wie dieses kooperative Lernen oder ein Lernen voneinander in der Praxis funktioniert bietet der israelische Psychologe und Nobelpreitsträger Daniel Kahneman in seinem Buch „Thinking, Fast and Slow“. Er beschreibt sehr anschaulich, wie er und sein Kollege Amos Tversky sich beim Lernen optimal ergänzen und so enorm voneinander profitieren (Vgl. Kahneman, 2011, S. 6).

das Verschieben des Blickwinkels ebenso wie das Einnehmen einer Beobachtungsperspektive eine zentrale Rolle einnehmen. Generell sollte es daher bei der Gestaltung der Lernprozesse darum gehen, möglichst viele Lerner mit unterschiedlichen Voraussetzungen zu konstruktiven Lösungen zu bringen (Vgl. Reich, 2008, S. 138 - 143 und S. 192- 195 sowie von Felden, 2014, S. 24).

Ähnlich wie bei Reich ist auch bei Arnold das reflexive Hinterfragen der eigenen Deutungsmuster zentral in einer systemisch-konstruktivistischen Didaktik, da so die Teilnehmer zu einer weiterführenden Perspektive gelangen können (Vgl. Arnold, 2010b, S. 100).

3.3 Zum Zusammenhang einer konstruktivistischen Didaktik und dem Lernkulturinventar

In der Literatur findet man bisher wenige Hinweise auf Bezugspunkte zwischen den Merkmalsbereichen des Lernkulturinventars und konstruktivistischen Grundannahmen in Bezug auf Lernen. Dehnbostel/Elsholz weisen in diesem Zusammenhang lediglich darauf hin, dass innerhalb der Bestimmungen bezüglich einer kompetenzförderlichen Lernkultur deutlich Aspekte einer konstruktivistischen Lerntheorie zu Tage treten, da der Lernende eigene Erfahrungen macht, was zu eigener Wissenskonstruktion führt. (Vgl. Dehnbostel/Elsholz, 2007, S. 43). Auch in dieser Arbeit kann eine eingehende Untersuchung bezüglich solcher Zusammenhänge nicht erfolgen. Es wird lediglich möglich sein, einzelne Grundgedanken einer konstruktivistischen Lerntheorie innerhalb des Konzepts des LKI zu identifizieren, um dadurch folgende Forschungsarbeiten zu motivieren.

Die Items des Lernkulturmerkmalbereichs „Unternehmensphilosophie" fragen unter anderem danach, ob in den Leitlinien die Bedeutung von selbstständigem Lernen betont wird, demnach eine selbstständige Erschließung von Wissen ermöglicht wird, was durchaus mit konstruktivistischen Grundannahmen übereinstimmt. Auch der Merkmalsbereich „Rahmenbedingungen“ zielt zum Teil darauf, inwieweit ein selbstständiges Lernen im Unternehmen unter anderem durch entsprechende Arbeitszeitregelungen und Unterstützungsmaßnahmen möglich ist. Auch innerhalb des Merkmalsbereichs „Lernorientierte Führungsaufgaben“ geht es unter anderem darum, inwieweit das informelle, selbstständige Lernen durch die Führungskraft begleitet und unterstützt wird. Die Items des Bereichs „Information und Partizipation“ zielen darauf, ob genügend Grundlagen geschaffen werden, um selbstständige und selbstorganisierte Wissensaneignung zu ermöglichen.

Ein weiterer wichtiger Aspekt betrifft dabei die Frage, ob auch gegenseitiges Lernen, also das Lernen voneinander im Unternehmen durch entsprechende zeitliche und strukturelle Bedingungen ermöglicht wird. Die Bedeutung des Lernprozesses als soziale Interaktion wird auch in der konstruktivistischen Lerntheorie betont. Denn auf diese Weise gibt es Gelegenheiten, über andere Sichtweisen nachzudenken und die eigene Wahrnehmung zu hinterfragen. Eine Voraussetzung für solche gegenseitige Lernprozesse findet man auch im Merkmalsbereich „Lernatmosphäre und Unterstützung durch Kollegen“. Auch der Merkmalsbereich „Außenkontakte des Unternehmens“ kann wichtig sein, um Wissensaustausch mit externen Personen und Institutionen zu ermöglichen, und dem Mitarbeiter so die Gelegenheit zu geben, im Dialog mit anderen zu lernen.

Innerhalb des Merkmalsbereichs „Aspekte der Personalentwicklung“ ist die Frage nach einer angemessenen Bedarfsanalyse sehr prominent. Es geht demnach darum herauszufinden, ob mögliche Personalentwicklungsmaßnahmen auch wirklich an den Anforderungen ansetzen, denen sich der Mitarbeiter ausgesetzt sieht. Die reale Lebens- bzw. Arbeitswelt des Mitarbeiters stellt demnach den Ausgangspunkt für Lernprozesse dar. Dies ist eine Voraussetzung für situatives Lernen, welches innerhalb der konstruktivistischen Lerntheorie von großer Bedeutung ist. Vor allem innerhalb des Merkmalsbereichs „Lern- und Entwicklungsmöglichkeiten im Unternehmen“ tritt die deutliche Verankerung des LKI innerhalb der konstruktivistischen Lerntheorie zutage. Es geht hier darum, wie selbstorganisiertes, eigenverantwortliches und gruppenbezogenes Lernen im Arbeitsalltag stattfindet und gefördert wird und inwieweit dabei auch informelle Lernprozesse berücksichtigt werden. Auch Anwendungs- und Transfermöglichkeiten des Gelernten in die Praxis spielen hier eine größere Rolle. Gerade dieser Merkmalsbereich böte sich demnach für Untersuchungen an, welche die unterschiedlichen Items des Lernkulturinventars aus konstruktivistischer Perspektive beleuchten möchten.

4. Empirischer Teil

4.1 Beschreibung lernkulturbezogener Charakteristika der pharmazeutischen Industrie

Bei Pharmaunternehmen handelt es sich um Unternehmen, die Arzneimittel herstellen oder vermarkten. Während viele Pharmaunternehmen über eigene Forschungs- und Entwicklungsabteilungen verfügen, stellen andere nur Generika her. Die Pharmaindustrie unterteilt sich in die Sparten Pharma, Biotech, Medizintechnik und Healthcare (Vgl. Fischer/Breitenbach, 2010, S. 23). Da die Pharmaindustrie vor allem aus international agierenden Konzernen besteht und auch die Befragten dieser Studie in unterschiedlichen Ländern arbeiten, konzentrieren sich die folgenden Ausführungen nicht auf eine nationale Industrie, sondern machen Angaben zur Pharmaindustrie generell. Die großen pharmazeutischen Unternehmen agieren in Bezug auf die Organisationsstruktur meistens innerhalb einer Matrixsruktur (Vgl. Fischer/Breitenbach, 2010, S.155)
Der Markt für pharmazeutische Produkte entwickelt sich unbeeinflusst von Konjunkturzyklen und ist geprägt vom starken Wettbewerb um Arzneimittelinnovationen, da die Unternehmen stark durch den Ablauf von Patenten bedroht sind, welche zu hohen Umsatzeinbrüchen bei dem betroffenen Unternehmen führen. Der Hauptgrund hierfür liegt in der starken Abhängigkeit der Branche von sogenannten Blockbustern, also Arzneimitteln, die einen Umsatz von mehr als einer Milliarde US-Dollar pro Jahr erreichen. Die Abhängigkeit der Unternehmen von diesen Produkten birgt ein hohes wirtschaftliches Risiko (Vgl. Fischer/Breitenbach, 2010, S. 9 – 13).

Da das Niveau der Pharmaforschung heute bereits sehr hoch ist, sind Innovationsleistungen enorm schwierig geworden, weshalb in diesem Bereich ein enormer Aufwand betrieben werden muss. Viele Firmen fokussieren sich deshalb auf einzelne Therapiegebiete (Vgl. Fischer/Breitenbach, 2010, S. 24f.). Innovationen sind demnach der entscheidende Wettbewerbsvorteil, weshalb innerbetriebliche Lernprozesse von großer Bedeutung für diesen Industriezweig sind.

Entscheidend für die Pharmaindustrie sind zudem kurze Reaktionszeiten auf veränderte Marktanforderungen (Vgl. Fischer/Breitenbach, 2010, S.155). Dies führt in Bezug auf die Mitarbeiter zu großen Anforderungen bezüglich der Bereitschaft und Fähigkeit auf Veränderungen entsprechend reagieren zu können, was Auswirkungen auf die Lernanforderungen hat.

Lernen als Voraussetzung für Innovationsfähigkeit und deren entscheidende Rolle für diese Industrie zeigt sich auch in den Ausgaben für Weiterbildung pro Mitarbeiter, welche deutlich den Durchschnittswert für die Gesamtwirtschaft überschreiten (Vgl. Nusser, 2006, S. 21).

In dieser Innovationsabhängigkeit liegt auch ein Grund dafür, dass diese Industriebranche für die hier vorliegende Untersuchung gewählt wurde, da ein Zusammenhang zwischen Innovationsabhängigkeit und einer kompetenzförderliche Lernkultur angenommen werden könnte.

Zur Entwicklung der entscheidenden Zukunftstechnologien benötigen die Unternehmen kreative, hochqualifizierte Mitarbeiter. Das Wissen der Mitarbeiter ist eine der wichtigsten Ressourcen, ein entscheidender Produktionsfaktor und damit ein sehr bedeutender Wettbewerbsvorteil (Vgl. Nusser, 2006, , S. 312). Daher ist der Akademikeranteil unter den Mitarbeitern innerhalb der pharmazeutischen Industrie überdurchschnittlich hoch (Vgl. Nusser, 2006, S. 20f.)

Um neues Wissen zu generieren, gewinnen Wissensnetze zwischen Unternehmen und akademischen Instituten sowie Universitäten an Bedeutung. Als eine Form von Wissensmanagement sollen diese für Innovationen sorgen (Vgl. Fischer/Breitenbach, 2010, S. 313).[14] Dieser Punkt spielt in der folgenden Untersuchung eine wichtige Rolle und korreliert mit dem Lernkulturmerkmalsbereich „Außenkontakte des Unternehmens“.

Pharmazeutische Unternehmen erzeugen in starkem Maße indirekte Beschäftigung im Dienstleistungssektor. Gemeint sind unter anderem FuE-Dienstleistungen, welche zu den sehr wissensintensiven Sektoren gehören. Auch in diesem spezifischen Dienstleistungssektor liegt der Akademikeranteil dementsprechend über dem Vergleichswert der Gesamtwirtschaft (Vgl. Fischer/Breitenbach, 2010, S. 21). Daher ist auch dieser Bereich für die nachfolgende Untersuchung von Interesse, weshalb eine separate Umfrage in Bezug auf die Lernkultur bei pharmazeutischen Dienstleistern durchgeführt wurde.[15]

4.2 Methodisches Vorgehen

Zunächst wurde eine große Anzahl großer und mittelgroßer in Deutschland agierender Pharmaunternehmen mit der Bitte angeschrieben, das Lernkulturinventar als Umfrage in dem jeweiligen Unternehmen durchführen zu dürfen. Dieses Vorhaben wurde von allen angefragten Unternehmen abgelehnt. Über das webbasierte soziale Netzwerk „XING“ gelang es dann, mit Mitarbeitern verschiedenster internationaler Pharmaunternehmen in Kontakt zu treten. Die Umfrage wurde mit Hilfe einer online Software durchgeführt, wodurch die Befragten an der Umfrage unter einem online – Link teilnehmen konnten. Dies war organisatorisch einfa-

14 Allerdings gaben im Jahr 2005 33 Prozent der befragten pharmazeutischen Forschungs- und Entwicklungsabteilungen (FuE) in Deutschland an, dass die Kooperation mit anderen FuE-Einrichtungen wie beispielsweise Universitätskliniken ungenügend sei (Vgl. Nusser, 2005, S. 25).

15 Diese Befunde konnten allerdings bei der Auswertung aufgrund einer zu geringen Rücklaufquote nicht berücksichtigt werden.

cher zu bewerkstelligen. Zudem wurden die Ergebnisse automatisch ausgewertet und in übersichtlicher Form dargestellt. Die für diese Arbeit erstellten Fragebögen des Lernkulturinventars unterteilen sich demnach in jeweils drei Experten- und jeweils drei Mitarbeiterversionen. Die Fragebögen der jeweiligen Version unterschieden sich hinsichtlich der Fragen nicht, wurden aber aufgrund der späteren einfacheren Auswertung folgendermaßen aufgeteilt.

- Mitarbeiterversion Pharma
- Mitarbeiterversion Biotech
- Mitarbeiterversion Dienstleister
- Expertenversion Pharma
- Expertenversion Biotech
- Expertenversion Dienstleister

4.3 Ergebnisse der Untersuchung

In diesem Kapitel werden die Ergebnisse der Datenanalyse vorgestellt. Nachdem zunächst die Stichprobe beschrieben wird, werden die Ergebnisse der Item- und Skalenanalysen dargestellt. Bei der Beschreibung wird immer wieder Bezug auf die bisherige Untersuchung von Judith Friebe genommen (Friebe, 2005), da ihre Werte als Referenz für die hier ermittelten Daten dienen. Anschließend werden die formulierte Fragestellung und Hypothesen ausgehend von den Ergebnissen überprüft.

4.3.1 Beschreibung der Stichprobe

Insgesamt nahmen genau 60 Personen an der Untersuchung teil. Die folgende Tabelle zeigt, aus welchen Bereichen Antworten eingingen. Allerdings wurden von insgesamt 17 Personen nur die generellen Fragen zur Person und zum Unternehmen des ersten Teils beantwortet. Da dies zur Beantwortung der Forschungsfrage nicht hilfreich ist, werden diese Beantwortungen in den folgenden Auswertungen der hier vorliegenden Arbeit nicht weiter berücksichtigt.

Umfrage	Mitarbeiterversion Pharma	Mitarbeiterversion Biotech	Mitarbeiterversion Dienstleister	Expertenversion Pharma	Expertenversion Biotech	Expertenversion Dienstleister
Anzahl Beantwortungen	39	3	13	0	1	4
davon nur generelle Angaben	8	0	5	0	0	4

Abbildung 4: Anzahl der eingegangenen Umfragebögen je Umfrageversion.

Aus der Tabelle geht zudem hervor, dass nur eine Person die Expertenversion ausreichend beantwortet hat, was für eine Beantwortung der Forschungsfrage nicht ausreichte. Da auch in Bezug auf die „Mitarbeiterversion Dienstleister“ nicht genügend Antworten vorliegen, werden auch diese innerhalb dieses Forschungsvorhabens nicht weiter behandelt. Die in dieser Arbeit folgenden Ausführungen beziehen sich demnach lediglich auf die Ergebnisse der „Mitarbeiterversion Biotech“ und der „Mitarbeiterversion Pharma“, welche zusammengefasst wurden, da sie hinsichtlich der hier zu untersuchenden Frage in Bezug auf Innovationsfähigkeit große Ähnlichkeiten aufweisen.

Die folgende Darstellung der Ergebnisse bezieht sich demnach auf die Angaben von insgesamt 34 Befragten (Mitarbeiter aus der Pharma- und Biotechbranche). Hierbei handelte es ich um männliche und weibliche Mitarbeiter zu gleichen Teilen. Die Alters- struktur kann als heterogen bezeichnet werden, da keine Altersgruppe überrepräsentiert ist. Am stärksten ist die Altersgruppe der 30-40 Jährigen (32%) vertreten, gefolgt von der Gruppe der 40-50 Jährigen (30%) und der Gruppe der 50-65 Jährigen (26%). Die Gruppe der 20-30 Jährigen ist am wenigsten repräsentiert (12%). Das folgende Schaubild zeigt nochmals die Altersverteilung der Befragten.

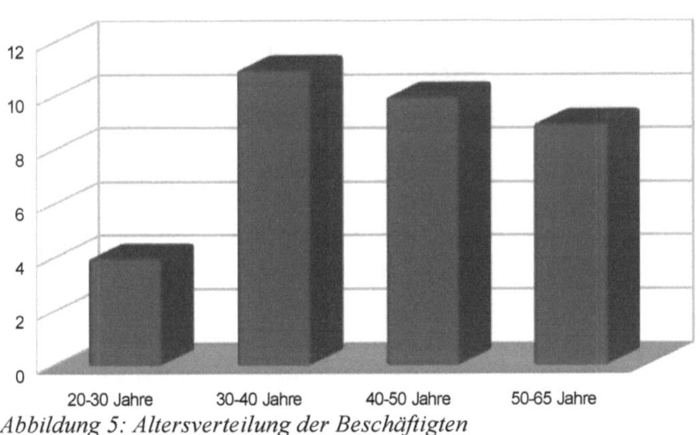

Abbildung 5: Altersverteilung der Beschäftigten

Judith Friebe befragte in Ihrer Untersuchung insgesamt 222 Beschäftigte, die aus vollkommen unterschiedlichen Branchen stammten, wobei die meisten Befragten im Dienstleistungs- und Produktionssektor arbeiteten (Vgl. Friebe, 2005, S. 169 - 171). In Bezug auf die Altersstruktur ergeben sich zwar Unterschiede, allerdings sind diese nicht so erheblich, als dass sie bei der Interpretation berücksichtigt werden müssten (Vgl. Friebe, 2005, S. 169). Friebes Untersuchungsergebnisse beziehen sich auf mehr Personen. Allerdings wurde dort keine spezifische Branche berücksichtigt. Dadurch wird es möglich sein, die hier ermittelten Ergebnisse mit generellen Durchschnittswerten in Bezug auf die Lernkultur in Unternehmen zu vergleichen.

Von den in der hier vorliegenden Arbeit Befragten verfügten die weitaus meisten der Mitarbeiter über das Abitur bzw. die Allgemeine Hochschulreife (88 %) und jeweils 6% über die mittlere Reife beziehungsweise einen Fachhochschulabschluss. In Bezug auf die verschiedenen Berufsgruppen gaben 11% an, dass sie eine Lehre absolviert hatten, während 14% eine Berufsakademie und 11% eine Fachhochschule besucht hatten.

Der weitaus größte Teil besitzt dagegen einen Abschluss einer Universität oder Technischen Hochschule (64%). Die meisten der Befragten waren weniger als 5 Jahre in dem Unternehmen tätig (41%). Danach folgt die Gruppe derjenigen, die zwischen 5 und 10 Jahren in dem Unternehmen beschäftigt waren (35%), während je 12% dem Unternehmen zwischen 10 und 20 Jahren beziehungsweise mehr als 20 Jahre angehörten.

Auch bei der durch Judith Friebe befragten Gruppe gaben die meisten Personen an, dass sie über ein Abitur verfügen, allerdings waren es dort lediglich 49% der Beschäftigten. Die meisten Personen haben hier einen Berufsabschluss im Anschluss an eine Lehre (Vgl. Friebe, 2005, S. 170).

Da die Mitarbeiteranzahl als Indikator für die Unternehmensgröße gelten kann[16], sind die folgenden Ergebnisse von großer Bedeutung für die anschließende Interpretation der Ergebnisse. Rund ein Fünftel der Befragten arbeitete in Unternehmen, bei denen weniger als 500 Personen beschäftigt sind (21%). Die meisten der befragten Mitarbeiter arbeiteten bei Unternehmen mit einer Mitarbeiterzahl zwischen 500 und 10 000 (40%), gefolgt von der Gruppe, die einem Unternehmen angehörten, das bis zu

16 Es wird in der Forschung angenommen, dass Lernen und Personalentwicklung in größeren Unternehmen auch einen höheren Stellenwert genießen, was sich auch in einer entsprechenden Budgetierung für den Bereich Personalentwicklung zeigt. Ebenso nimmt die Formalisierung und Systematisierung der Mitarbeiterentwicklung mit steigender Mitarbeiteranzahl zu (Vgl. Friebe, 2005, S. 256).

100 000 Mitarbeiter beschäftigt (27%). Die wenigsten der Befragten arbeiteten dagegen in Konzernen, bei denen mehr als 100 000 Personen angestellt sind (12%). Das folgende Schaubild stellt diese Ergebnisse nochmals grafisch dar.

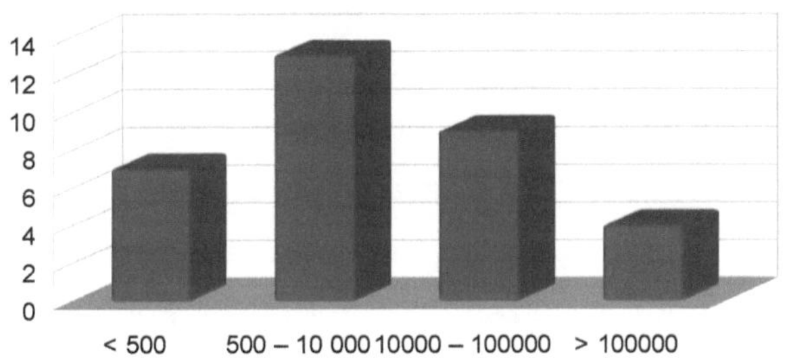

Abbildung 6: Mitarbeiterzahl der Unternehmen

Auch bei Judith Friebes Forschung arbeitete die Mehrheit der Befragten bei Großunternehmen. 62% der Beschäftigten arbeiteten in Unternehmen mit einer Mitarbeiterzahl von mehr als 500 (Vgl. Friebe, 2005, S. 170). Die in dieser Arbeit Befragten arbeiteten demnach in der Tendenz in größeren Betrieben.

Judith Friebe konzentrierte sich bei ihrer Umfrage auf deutsche Unternehmen. Die hier vorliegende Umfrage wurde online durchgeführt. Daher konnten daran Teilnehmer aus unterschiedlichen Ländern teilnehmen. Da die Umfragesprache Deutsch war, kamen dennoch die meisten Teilnehmer aus dem deutschsprachigen Raum. Etwas weniger als je ein Drittel der Beschäftigten kamen aus Deutschland (32%) bzw. aus der Schweiz (28%). Rund 19% der Befragten arbeiteten in den USA. Zwei Teilnehmer kamen jeweils aus Österreich und Dänemark (6%).

Deutschland	Schweiz	USA	Dänemark	Österreich	Sonstige	k.a.
10	9	6	2	2	2	1

Abbildung 7: Arbeitsort der befragten Mitarbeiter (nach Ländern)

Bei immerhin fast einem Drittel der Befragten (32%) handelte es sich zudem um Personen, die eine Führungsposition besetzten. Hiervon arbeiteten 55% auf der mittleren und 36% auf der unteren Führungsebene. Eine Person (9%) arbeitete auf der höheren Führungsebene. Auch bei Friebes Untersuchung gaben etwa ein Drittel der Personen an, eine Führungsposition zu besetzen (Vgl. Friebe, 2005, S. 170).

Die Beschäftigten wurden gebeten, die Partizipationsmöglichkeiten in ihrem Unternehmen abzuschätzen, also in welcher Form eine Mitbestimmung ermöglicht wird. Die verschiedenen Partizipationsniveaus, welche bei der Umfrage angegeben wurden, zeigt folgende Grafik.

Information	Vorschlagsmöglichkeit	Mitbestimmung	Vetorecht	Autonom
14	14	9	1	2

Abbildung 8: Angegebene verschiedene Partizipationsmöglichkeiten

Demnach gaben rund 35% an, in Entscheidungen nicht miteinbezogen zu werden, da sie lediglich darüber informiert werden. Die Möglichkeiten „Vorschläge“ und Mitbestimmung wurde von 35% beziehungsweise 23% der Befragten gewählt. Die Partizipationsmöglichkeiten im Unternehmen scheinen daher insgesamt als eher gering eingeschätzt zu werden. Bei der von Friebe befragten Gruppe scheint es dagegen deutlich mehr Mitbestimmungsmöglichkeiten zu geben. Hier gaben lediglich 17% das Partizipationsniveau „Information“ an (Vgl. Friebe, 2005, S. 172).

Im folgenden werden überblicksartig die wichtigsten Unterschiede in Bezug auf die Stichprobe zwischen der hier vorliegenden Untersuchung und der Arbeit von Judith Friebe dargestellt.

- Da Judith Friebe Personen aus vollkommen unterschiedlichen Branchen befragte, ist ein Vergleich der hier ermittelten Daten mit den Werten einer generellen Lernkultur in Unternehmen möglich

- Die hier vorliegende Arbeit bezieht sich im Vergleich zu Friebes Untersuchung nicht nur auf deutsche Unternehmen, sondern ermittelte auch Ergebnisse aus Unternehmen aus unterschiedlichen Ländern.

- Deutlich mehr Personen, die in der vorliegenden Arbeit befragt wurden, verfügten über das Abitur (88 % vs. 49%). Zudem hatten 64 % einen Universitätsabschluss (33% bei der Untersuchung durch Friebe). Das zumindest formale Bildungsniveau war bei den hier befragten Beschäftigten demnach deutlich höher.

- In Bezug auf Führungspositionen herrschte in beiden Umfragen ein etwa gleiches Verhältnis (etwa ein Drittel).

- Deutlich mehr Personen in der hier vorliegenden Arbeit waren in Unternehmen mit mehr als 500 Mitarbeitern angestellt (79% vs. 63%), wobei viele sogar bei Konzernen arbeiteten.

- Die Mitbestimmungsmöglichkeiten scheinen bei der hier befragten Gruppe deutlich geringer zu sein als bei der Referenzgruppe von Friebe.

4.3.2 Die allgemeine Einschätzung der Lernkultur durch die Beschäftigten

Die folgende Tabelle zeigt, wie die befragten Mitarbeiter die einzelnen Lernkulturmerkmale in Bezug auf ihre Lernförderlichkeit einschätzten.
Um eine Vergleichbarkeit mit Friebes Daten herstellen zu können, mussten die Antworten der Befragten operationalisiert werden, indem den einzelnen Bewertungen Werte zugeordnet wurden . So wurde der Bemerkung „trifft voll zu" der Wert 5 gegeben, der Bemerkung „trifft überhaupt nicht zu" der Wert 1. Der Mittelwert liegt demnach bei 3. Dies bedeutet, dass ein höherer Mittelwert auf ein höheres Niveau der Lernkultur schließen lässt.
Abgebildet werden dabei in der rechten Spalte die Ergebnisse der Gesamtitems der hier vorliegenden Untersuchung. Um eine direkte Vergleichbarkeit zu ermöglichen, wurden in der linken Spalte die Mittelwerte der Gesamtitems bei der Untersuchung durch Judith Friebe dargestellt (Vgl. Friebe, 2005, S. 174).

Lernkulturmerkmale	**Ergebnisse der hier vorliegenden Untersuchung**	**Ergebnisse der Untersuchung durch Friebe**
Unternehmensphilosophie	3,34	3,13
Rahmenbedingungen	2,75	2,78
Personalentwicklung	2,54	2,98
Lern- und Entwicklungsmöglichkeiten	2,96	2,73
Lernatmosphäre	3,00	3,38
Führung	3,28	3,1
Information und Partizipation	2,44	2,76
Lernkontakte mit der Umwelt	2,68	2,66
Gesamt:	2,87	2,94

Abbildung 9: Gesamtbeurteilung der Lernkulturmerkmale (Basis: Gesamtitems)

Der Merkmalsbereich „Unternehmensphilosophie" erreicht in der hier vorliegenden Untersuchung den höchsten Mittelwert (3,34), während der Bereich „Information und Partizipation" mit 2,44 den geringsten Wert aufweist. Die Mittelwerte streuen demnach um den Mittelwert der Linkert-Antwortskala. Neben der Unternehmensphilosophie übertrifft nur der Bereich „Führung" (3,28) den Skalenmittelwert, während die Lernatmosphäre genau diesen erreicht (3,00). Alle anderen Mittelwerte liegen unterhalb des Skalenmittelwertes. Insgesamt schätzen die befragten Mitarbeiter die Lernkultur in ihrem Unternehmen als eher durchschnittlich ein (Gesamtbewertung: 2,87).

Im Vergleich zu den Ergebnissen von Friebe fällt auf, dass die Gesamtbeurteilung der Lernkultur durch die hier befragten Personen sogar geringfügig schlechter ausfällt. Dies überrascht, da Faktoren wie Unternehmensgröße oder Bildungsabschlüsse der Befragten ein anderes Ergebnis erwarten ließen. Zudem arbeiteten alle befragten Unternehmen im Bereich Biotech/Pharma, welcher extrem innovationsabhängig ist und damit auf optimales Lernen der Mitarbeiter angewiesen ist.

Der Vergleich der einzelnen Dimensionen zeigt, dass die Mitarbeiter der pharmazeutischen Industrie die Bereiche „Unternehmensphilosophie" und „Führung" deutlich besser in Bezug auf die Lernkultur bewerten als die durch Judith Friebe Befragten, welche in unterschiedlichen Branchen arbeiteten. Wie oben beschrieben, hat der Bereich „Führung" einen großen Einfluss auf die Kompetenzentwicklung der Mitarbeiter

Die Bereiche „Lernkontakte" und „Rahmenbedingungen" wurden ähnlich wie bei Friebe eingeschätzt, während die übrigen Bereiche durch die Mitarbeiter des pharmazeutischen Sektors als erheblich weniger lernförderlich wahrgenommen wurden.

4.3.3 Die Ergebnisse der Item- und Skalenanalysen

Im folgenden werden nun die Kennwerte der Dimensionen und Subdimensionen für jeden einzelnen Merkmalsbereich einzeln betrachtet. Hiervon kann man sich weitere Erkenntnisse darüber erhoffen, wie die Lernkultur im pharmazeutischen Bereich von den Mitarbeitern wahrgenommen wird und welche Rolle ihr von den Befragten für das Lernen in Arbeitsprozess zugesprochen wird. Die folgenden Abbildungen zeigen immer die Dimensionen sowie die dazugehörigen Subdimensionen und ihren Mittelwert. Auf der rechten Seite werden zudem die durch Judith Friebe ermittelten Mittelwerte für jede einzelne Dimension dargestellt, um eine Vergleichbarkeit der Ergebnisse herzustellen (Vgl. hierzu Friebe, 2005, S. 175f.). Die Ergebnisse werden zudem um die Werte der Checklistenitems ergänzt.

4.3.3.1 Lernorientierte Unternehmensphilosophie

Der Mittelwert dieser Dimension liegt bei 3.37 und entspricht damit annähernd der Gesamtbeurteilung dieser Dimension durch die Mitarbeiter. Die Mittelwerte der beiden Subdimensionen „lernorientierte Leitlinien" und „Erwartungen an lernende Mitarbeiter" betragen 3,15 und 3,26. Bei den einzelnen Subitems fällt auf, dass das Thema Lernen mittlerweile eine wichtigere Rolle innerhalb der Leitlinien der Unternehmen spielt, da hier der höchste Mittelwert erreicht wurde (3,96%). Allerdings gibt es wohl noch eine Diskrepanz zwischen den Leitlinien und der tatsächlichen Umsetzung derselben, da bei diesem Item der geringste Mittelwert dieser Dimension ermittelt wurde (3,0). Zudem gibt es wohl auch Schwierigkeiten, bei der Kommunikation dieser lernorientierten Leitlinien an die Mitarbeiter (3,10). Dies betrifft allerdings nicht so sehr die Kommunikation darüber, dass deutliche Erwartungen an die Mitarbeiter in Bezug auf Lernen und

Kompetenzentwicklung von Unternehmensseite gestellt werden (3,63). Dies geschieht – zumindest teilweise – auch über Informationsveranstaltungen (3,0). Die Mitarbeiter werden hier partiell von der Personalentwicklungsabteilung durch entsprechende Angebote unterstützt, um diese Erwartungen erfüllen zu können (3,54).

Das Checklistenitem zur Subdimension „lernorientierte Leitlinien“ belegt, dass jeweils mehr als zwei Drittel der Befragten angab, dass das Unternehmen in seinen Leitlinien verdeutlicht, welche Bedeutung Lernen im Unternehmen hat und wie die Mitarbeiter dabei unterstützt werden (72,4% bzw. 68%). Allerdings war es nur etwas mehr als 40% der Mitarbeiter klar, wie sie mit dem Lernen am Arbeitsplatz umgehen sollten. Die drei Subitems des Checklistenitems „Erwartungen an lernende Mitarbeiter“ zeigten, dass von Unternehmensseite klare Anforderungen gestellt werden, da hier alle drei Subitems mindestens 80% Ja-Antworten erhielten. Hier gaben auch alle Befragten an, dass von ihnen Eigenverantwortung und Eigeninitiative in Bezug auf ihrer Weiterbildung erwartet wird (100%), dass sie ihr Wissen selbstständig erweitern sollen (92%) und dass sie ihr fachliches Wissen und Können selbstständig auf dem aktuellen Stand halten (80%). Im Vergleich zu den Ergebnissen von Judith Friebe zeigt sich, dass von den Pharma-/Biotechmitarbeitern dieser Bereich insgesamt geringfügig höher bewertet wurde. Auch dies entspricht den Gesamtbeurteilungen (Vgl. Abbildung 8).

Insgesamt zeigen die Ergebnisse zu diesem Bereich, dass die Mehrheit der durch diese Umfrage betroffenen Unternehmen dem Lernen im Arbeitsprozess eine wichtige Rolle innerhalb der Leitlinien zuordnet. Gleichzeitig wird aber auch deutlich, dass die Unternehmen von den Mitarbeitern erwarten, dass diese ihr Lernen und ihre Kompetenzentwicklung weitgehend selbstständig und eigenverantwortlich vorantreiben.

Dimensionen und Subdimensionen	Item-anzahl	Skalen-stufen	Mittelwert der hier vorliegenden Untersuchung	Mittelwert der Untersuchung durch Friebe
LKI I **Lernen als Teil der Unternehmensphilosophie**	6	1 bis 5	3,37	3,2
Lernorientierte Leitlinien	3	1 bis 5	3,35	3,15
Erwartungen an lernende Mitarbeiter	3	1 bis 5	3,39	3,26

Abbildung 10: Kennwerte der Dimension „Lernen als Teil der Unternehmensphilosophie" und ihrer Subdimensionen

4.3.3.2 Strukturelle und formale Rahmenbedingungen einer förderlichen Lernkultur

Die vier Subdimensionen ergeben für diese Dimension einen Mittelwert von 3,12, der demnach knapp über dem Skalenmittelwert liegt. Der geringste Mittelwert betrifft das Entgelt- und Anreizsystem in Bezug auf Lernen, welche als etwas unterdurchschnittlich wahrgenommen werden (2,87). Die Analyse der Subitems zeigt, dass die Weiterbildungskosten häufiger vom Unternehmen übernommen werden (3,8), das Lernen bzw. Weiterentwicklung sich allerdings seltener positiv auf Gehalts- bzw. Bonuszahlungen auswirken (1,9). Einen eher niedrigen Mittelwert findet man bei dem Subitem, welches sich auf Entwicklungsmöglichkeiten (z.B. Laufbahnprogramme) bezieht (2,9).

Die organisationalen Strukturen werden dagegen als überdurchschnittlich lernförderlich bewertet (3,77). Verglichen mit den Ergebnissen von Friebe fällt auf, dass die organisationalen Strukturen als lernförderlicher wahrgenommen werden. Der starke Wert in Bezug auf organisationale Strukturen könnte darauf schließen lassen, dass größere Unternehmen und Konzerne hier lernförderlichere Strukturen ermöglichen.

Überraschend ist, dass die Arbeitszeitregelungen von den Mitarbeitern der Pharma-/Biotechbranche zwar als leicht überdurchschnittlich wahrgenommen werden, der ermittelte Wert (3,12) aber recht deutlich unter dem von Friebe erhaltenen Mittelwert liegt. Hier hätte angenommen werden können, dass höhere Bildungsabschlüsse auch eine Wirkung in Bezug auf flexiblere und damit lernförderliche Arbeitszeitregelungen haben. Die Gründe für dieses überraschende Ergebnis werden deutlich, wenn man die einzelnen Subdiitems analysiert. Zwar können die Mitarbeiter, sich die Zeit für das Lernen prinzipiell selbst einteilen (3,35) und haben auch genügend Zeit sich während der Arbeit mit Kollegen auszutauschen, allerdings führt die zu hohe Arbeitsbelastung häufig dazu, dass das Lernen im Arbeitsprozess nicht möglich ist (2,62).

Gerade weil die moderne Arbeitswelt zahlreichen Veränderungen unterworfen ist, spielt das Lernen in Veränderungsprozessen eine bedeutende Rolle. Auch dieser Wert ist bei der hier vorliegenden Befragung für die Subdimension geringer als bei Friebe. Hier gaben die Mitarbeiter an, dass sie lediglich teilweise auf Veränderungsprozesse genügend vorbereitet werden (3,0) und auch nur partiell durch Qualifizierungsmaßnahmen ausreichend unterstützt werden.

Checklistenitems kommen in dieser Dimension nicht vor.

Dimensionen und Subdimensionen	Item-anzahl	Skalen-stufen	Mittelwert der hier vorliegenden Untersuchung	Mittelwert der Unter-suchung durch Friebe
LKI II **Rahmenbedingungen für Lernen**	9	1 bis 5	3,12	3,21
Organisationale Strukturen	1	1 bis 5	3,77	3,47
Entgelt- und Anreizsysteme	3	1 bis 5	2,87	2,85
Arbeitszeitregelungen	3	1 bis 5	3,12	3,41
Lernen in Veränderungsprozessen	2	1 bis 5	3,18	3,31

Abbildung 11: Kennwerte der Dimension „Rahmenbedingungen für Lernen" und ihrer Subdimensionen

Bei der abschießenden Beurteilung dieses Lernkulturmerkmalsbereich fällt auf, dass finanzielle Anreize in Bezug auf Lernen keine sehr bedeutende Rolle spiele. Zudem wird deutlich, dass das selbstständige Lernen der Mitarbeiter vor allem durch eine zu hohe Arbeitsbelastung behindert wird. Zudem gibt es in Bezug auf die Verknüpfung von Lern- mit Veränderungsprozessen Verbesserungspotenzial.

4.3.3.3 Aspekte der Personalentwicklung

Die Personalentwicklungsmaßnahmen wurden in der durchgeführten Befragung als weniger lernförderlich eingeschätzt (2,86).

Die erste Subdimension bezieht sich auf die Reichweite und die Nutzung der Personalentwicklungsmaßnahmen. Dieser Bereich wurde insgesamt als leicht unterdurchschnittlich wahrgenommen (2,79). Das einzige Subitem, das leicht über dem Mittelwert liegt, bezieht sich darauf, ob sich das Weiterbildungs- und Kompetenzentwicklungsangebot am Bedarf der Mitarbeiter orientiert (3,04). Eher unterdurchschnittlich wurden sowohl der generelle Stellenwert der Personalentwicklung im Unternehmen eingeschätzt (2,65) als auch die Offenheit der Personalentwicklung für Anregungen und Vorschläge der Mitarbeiter (2,65). Auch mit dem Weiterbildungsangebot an sich sind die Befragten eher weniger zufrieden (2,81). Auch die Subdimension „Unterstützung durch die Personalentwicklung" schneidet bei der hier befragten Gruppe schlechter ab als bei den durch Friebe Befragten. Die Mitarbeiter fühlen sich eher unterdurchschnittlich von der Personalentwicklung bei der beruflichen Qualifizierung und Weiterentwicklung unterstützt (2,46). Teilweise gibt es aber zumindest eine konkrete Ansprechperson in der Personalentwicklung für die Mitarbeiter (3,0).

Die nächste Subdimension betrifft die Lernbedarfserfassung, welche insgesamt auch leicht unter dem Skalenmittelwert liegt (2,95). Schwächen werden vor allem darin gesehen, dass der Lernbedarf häufig nicht regelmäßig erfasst wird (2,31). Positiver wurde wahrgenommen, dass zukünftige Anforderungen bei der Erfassung des Lernbedarfs (3,35) ebenso wie spezielle Weiterbildungswünsche (3,19) häufiger berücksichtigt werden.

Die Subdimension „Überprüfung der Qualität der Personalentwicklungsmaßnahmen" wurde durchschnittlich bewertet (3,0). Dies betrifft sowohl den Aspekt der generellen Überprüfung der Weiterbildungsmaßnahmen als auch die Kenntnisnahme von Änderungswünschen der Mitarbeiter durch die Personalentwicklung.

Insgesamt scheint es demnach so, dass im Pharma-/Biotechbereich die Personalentwicklungsmaßnahmen entgegen möglicher Annahmen nicht passgenauer als in anderen Branchen sind. Die Analyse der Checklistenitems gibt zudem darüber Aufschluss, wie der Lernbedarf in den betroffenen Unternehmen erfasst wird. Die große Mehrheit nennt in diesen Bereich das Mitarbeitergespräch/Zielvereinbarungsgespräch (88%). Nur bei etwa einem Drittel (37,5%) wird der Bedarf regelmäßig durch die Führungskraft erfragt. Eine schriftliche Erfassung möglicher Weiterbildungswünsche findet lediglich bei etwa 20 Prozent der Unternehmen statt.

Die Auswertung der Checklistenitems in Bezug auf die Evaluation der Personalentwicklungsmaßnahmen ergab, dass auch diese vor allem in Feedbackgesprächen mit der Führungskraft stattfindet (75%), gefolgt von Fragebögen zur Beurteilung von Seminaren/Trainings und Zielvereinbarungsgesprächen (jeweils 62,5%). In immerhin beinahe der Hälfte ist die Abfrage der Zufriedenheit der Mitarbeiter mit den Maßnahmen der Personalentwicklung in eine generelle Mitarbeiterbefragung eingebettet (45,9%).

Dimensionen und Subdimensionen	**Item-anzahl**	**Skalen-stufen**	**Mittelwert der hier vorliegenden Untersuchung**	**Mittelwert der Untersuchung durch Friebe**
LKI III **Aspekte der Personalentwicklung im Unternehmen**	**11**	**1 bis 5**	**2,86**	**3,11**
Reichweite und Nutzung der PE	4	1 bis 5	2,79	3,11
Unterstützung durch PE	2	1 bis 5	2,73	3,11
Erfassung des Lernbedarfs	3	1 bis 5	2,95	3,06
Überprüfung der Qualität der PE	2	1 bis 5	3	3,16

Abbildung 12: Kennwerte der Dimension „Aspekte der Personalentwicklung im Unternehmen" und ihrer Subdimensionen

Diese Ergebnisse zeigen, dass die Arbeit der Personalentwicklungsabteilungen insgesamt als eher unterdurchschnittlich und auch schwächer als bei der Befragung durch Friebe eingeschätzt wurde. Dies überrascht, da doch angenommen werden könnte, dass Personalentwicklungsmaßnahmen in einer so wissensintensiven und innovationsabhängigen Branche eine wichtigere Rolle spielen sollte.

4.3.3.4 Lern- und Entwicklungsmöglichkeiten im Unternehmen

Dieser Bereich wurde von den befragten Mitarbeitern als recht durchschnittlich in Bezug auf seine Lernförderlichkeit bewertet, wobei die Subdimension „Lernformen" überdurchschnittlich und die Subdimension „Transfersicherung" unterdurchschnittlich eingeschätzt wurden. Im Vergleich zu den Ergebnissen von Friebe wurde dieser Bereich von den hier befragten Mitarbeitern insgesamt als lernförderlicher eingeschätzt.

Bei der Analyse der Subitems ist besonders erwähnenswert, dass die Befragten angaben, durch die Gestaltung ihrer Arbeitstätigkeit immer Neues dazu zu lernen (4,33). Zugleich werden eher Seminare und Trainings angeboten, die nicht am Arbeitsplatz oder in Arbeitsnähe stattfinden (3,12).

Zudem ist auffällig, dass die Verantwortung für die Organisation des Lernens vor allem bei den Mitarbeitern selbst liegt (4,36). Beim selbstständigen Lernen werden sie aber nur teilweise durch methodische Hilfestellungen (z.B. Selbstlernprogramme) von Unternehmensseite unterstützt (3,32). In noch stärkerem Maße trifft diese fehlende Unterstützung in Bezug auf die Planung der beruflichen Entwicklung zu (z.B. durch Seminare der beruflichen Standortbestimmung) (2,84).

Die Tatsache, dass das Lernen mit neuen Medien verstärkt Einzug in die Weiterbildung hält, zeigt sich an einem relativ hohen Mittelwert dieses Subitems (3,84). Bemängelt wird dagegen, dass das Unternehmen keine ausreichenden Rahmenbedingungen für den Austausch und das Lernen in Gruppen zur Verfügung stellt (2,68). Auch die Unterstützung durch das Unternehmen bei der Erfassung des individuellen Lernbedarfs wird nicht positiv wahrgenommen (2,56). In Bezug auf die Transfersicherung schätzen die Befragten vor allem die Rolle der Führungskraft in diesem Bereich als wenig lernförderlich ein. Dies betrifft sowohl die Lernzielbestimmung (2,08) als auch die Transfersicherung und -kontrolle (2,32). Generell wird der Transfer des in Seminaren und Trainings Gelernten in den Arbeitsalltag zu wenig überprüft (2,2,4). Obwohl die Anwendbarkeit des Gelernten als überdurchschnittlich wahrgenommen wurde (3,48), wird die Rolle des Unternehmens in Bezug auf die Unterstützung bei der Anwendung kritisch gesehen (2,48).

Im Bereich der Checklistenitems wurde abgefragt, wie das Unternehmen den Lernprozess im Arbeitsalltag fördert. Die meisten Ja-Antworten erhielt hier das Item „Selbstlernen durch Beobachten und Ausprobieren am Arbeitsplatz“ (88%), gefolgt von der „Übernahme von mehr Verantwortung“ und „der Teilnahme an kurzzeitigen Veranstaltungen“ (jeweils 84%). Auch die Unterweisung und das Anlernen am Arbeitsplatz spielt eine bedeutende Rolle (76%). Der „Besuch von Fachmessen/Kongressen“ wurde ebenso von mehr als 2 Drittel der Befragten genannt wie Bereitstellen von berufsbezogener Fachliteratur (jeweils 68 %). Während der Arbeitsplatzwechsel immerhin noch bei etwa der Hälfte der betroffenen Unternehmen eine Rolle spielt (48%), existieren in den Unternehmen, in welchen die befragten Personen arbeiteten, überhaupt keine Qualitätszirkel, Werkstattzirkel, Lernstätten oder Ähnliches.

In 60% der Unternehmen wird Lernen in Gruppen durch Projektarbeit und Erfahrungsaustausch in Gruppen unterstützt. In mehr als der Hälfte der Unternehmen spielen hierbei zudem sogenannte Task-Forces eine wichtige Rolle (56%). Lernpartnerschaften (20%) und Qualitätszirkel/Lernstatt/Werkstattzirkel/Lerninsel (8%) sind dagegen eher unbedeutend.

Dimensionen und Subdimensionen	**Item-anzahl**	**Skalen-stufen**	**Mittelwert der hier vorliegenden Untersuchung**	**Mittelwert der Untersuchung durch Friebe**
LKI IV Lern- und Entwicklungsmög-lichkeiten im Unternehmen	**12**	**1 bis 5**	**3,03**	**2,89**
Lernformen im Unternehmen	8	1 bis 5	3,38	3,06
Transfersicherung	5	1 bis 5	2,47	2,67

Abbildung 13: Kennwerte der Dimension „Lern- und Entwicklungsmöglichkeiten im Unternehmen" und ihrer Subdimensionen

Diese Ergebnisse sprechen dafür, dass generell die Verantwortung für das Lernen bei der Arbeit zu einem großen Teil von den Unternehmen an die Arbeitnehmer abgegeben werden. Zudem zeigen sie, dass die Führungskräfte ihre Rolle als Lernberater noch unzureichend wahrnehmen. Hier müsste untersucht werden, ob dies an einer unzureichenden Stellenbeschreibung oder an fehlenden Qualifikationen in diesem Bereich liegt.

4.3.3.5 Lernatmosphäre und Unterstützung durch Kollegen

Auch wenn diese Dimension von den durch Friebe befragten Angestellten als lernförderlicher wahrgenommen wurde, wurde er auch von den hier befragten Mitarbeitern generell als überdurchschnittlich in Bezug auf die Lernförderlichkeit eingeschätzt (3,34).

Als besonders förderlich für das Lernen wurde dabei die Hilfsbereitschaft der Kollegen bei Problemen empfunden. Das entsprechende Einzelitem erhielt den Mittelwert 4,04. Zudem nahmen die Mitarbeiter es als positiv für das Lernen wahr, wenn sie von Kollegen motiviert werden, neue Dinge im Arbeitsprozess auszuprobieren (3,56) und wenn sie an Erfahrungen ihrer Kollegen teilhaben können (3,44) bzw. wenn sie eigene Erfahrungen an Kollegen weitergeben können (3,32). Auch im leicht überdurchschnittlichen Bereich bewegen sich die Punkte „offene und kooperative Lernatmosphäre"(3,12), „konstruktive Kritik unter Kollegen"(3,15) sowie „Offenheit für neue Ideen"(3,52). Eher seltener gibt es dagegen gegenseitige Rückmeldung unter den Mitarbeitern über die jeweilige Arbeitsleistung (2,76).

Dimensionen und Subdimensionen	Item-anzahl	Skalen-stufen	Mittelwert der hier vorliegenden Untersuchung	Mittelwert der Untersuchung durch Judith Friebe
LKI V Lernatmosphäre und Unterstützung durch Kollegen	8	1 bis 5	3,34	3,59

Abbildung 14: Kennwerte der Dimension „Lernatmosphäre und Unterstützung durch Kollegen"

4.3.3.6 Lernorientierte Führungsleitlinien und -aufgaben

Obwohl der Bereich „Lern- und Entwicklungsmöglichkeiten" zeigt, dass die Rolle der Führungskraft in Bezug auf Lernzielbestimmung und Transfersicherung von den Mitarbeitern als nicht sehr lernförderlich bewertet wurde, wird der Bereich „Lernorientierte Führungsaufgaben" als überdurchschnittlich positiv in Bezug die Lernförderlichkeit wahrgenommen. Der hier ermittelte Mittelwert liegt auch deutlich über dem bei Friebe.

Bei der Analyse der Subitems wird allerdings erkennbar, dass dies besonders jene Items betrifft, die sich auf die Aufgabenstellung bei der Arbeit beziehen. So wurden „Feedbackgespräche über die Arbeit" (4,17) und durch die Führungskraft übertragene herausfordernde Aufgaben (3,96) besonders häufig genannt. Zudem wird das Ausprobieren neuer

Lösungen bei Problemen teilweise unterstützt (3,21) sowie gemeinsame Lern- und Entwicklungsziele partiell gemeinsam mit der Führungskraft erarbeitet (3,29). Zudem wird auch die Rolle der Führungskraft als Lernberater als lernförderlich angesehen, da die jeweiligen Subitems alle im leicht überdurchschnittlichen Bereich liegen. Es zeigt sich dabei, dass die Führungskräfte den Mitarbeiter beim Lernen unterstützen (3,4) und auch das selbstständige Lernen fördern (3,56). Zudem zeigt sie Interesse für das, was vom Mitarbeiter gelernt wird (3,44) und unterstützt diesen auch bei der Suche nach passenden Weiterbildungsmöglichkeiten (3,42). Allerdings wünschen sich die Befragten mehr Förderung des eigenen beruflichen Fortkommens durch den Vorgesetzten (2,84). Teilweise werden die Mitarbeiter von Unternehmensseite darüber informiert, welche Aufgabe die Führungskraft im Rahmen ihrer persönlichen Entwicklung hat (3,08).

Auch wenn sich die Führungskräfte zum Teil regelmäßig weiterbilden (3,38) und diese Erfahrungen auch an die Mitarbeiter weitergeben (3,33), gelten diese nur bedingt als Vorbild in Bezug auf das eigene Lernen (2,92).

Dimensionen und Subdimensionen	**Item-anzahl**	**Skalen-stufen**	**Mittelwert der hier vorliegenden Untersuchung**	**Mittelwert der Untersuchung durch Judith Friebe**
LKI VI **Lernorientierte Führungsaufgaben**	**13**	**1 bis 5**	**3,38**	**3,03**

Abbildung 15: Kennwerte der Dimension „Lernorientierte Führungsaufgaben"

Die hier gewonnenen Ergebnisse zeigen, dass die Rolle der Führungskraft in Bezug auf Lernen entgegen der vorherigen Ergebnisse aus dem

Bereich „Lern- und Entwicklungsmöglichkeiten" insgesamt als lernförderlich wahrgenommen wird, was sich positiv auf die Kompetenzentwicklung der Mitarbeiter auswirken und demnach einen positiven Effekt auf die Innovationsfähigkeit der Unternehmen haben müsste.

4.3.3.7 Information und Partizipation im Unternehmen

Dieser Bereich weist im Vergleich zu den Ergebnissen bei Friebe insgesamt einen geringeren Mittelwert auf. Wie aus der Tabelle ersichtlich wird, wurden nur die Subdimension „ Informationswege und -möglichkeiten" (3,36) geringfügig höher gewertet. Betrachtet man die Subdimensionen, zeigt sich, dass die Mitarbeiter hier weitgehend mit den angebotenen Informationsmöglichkeiten zufrieden sind (3,44). Die Unternehmen bemühen sich zudem, regelmäßig über Lern- und Entwicklungsangebote zu informieren (3,28). Die Checklistenitems fragen für diesen Bereich, auf welche Weise das Unternehmen über Weiterbildungsmöglichkeiten informiert. Hier dominiert das Intranet (76%), gefolgt von der Führungskraft (64%) und Informationsweitergabe in Trainings/Seminaren (52%). In weniger als der Hälfte der Unternehmen gibt es zudem eine Weiterbildungsbroschüre (44%). Eine untergeordneterer Rolle spielen die Mitarbeiterzeitschrift (28%), Informationsveranstaltungen/Großveranstaltungen (28%) sowie das schwarze Brett (8%).
Bemängelt wird in Bezug auf die Dimension „Einflussmöglichkeiten" von den Befragten vor allem, dass sie viel zu selten in grundlegende Entscheidungen im Rahmen der Personalentwicklung miteinbezogen werden (2,2). Die Checklistenitems beziehen sich hier auf die Einflussmöglichkeiten auf Maßnahmen der Personalentwicklung. Hier spielen vor allem das Gespräch mit der Führungskraft (80%) und das Einreichen von Verbesserungsvorschlägen (72%) eine große Rolle, gefolgt von dem

Kontakt mit Personalentwicklungsverantwortlichen (60%), Feedback zu Seminaren und der Mitarbeiterbefragung (jeweils 52%). Ungefähr ein Drittel (32%) der Befragten gab an, im Rahmen von Organisationsentwicklungsmaßnahmen und -workshops Einfluss nehmen zu können. Zudem werden immerhin 20 Prozent direkt in die Konzeption und Planung von Weiterbildungsprogrammen miteinbezogen.

Im Bereich des Wissensaustauschs kann zu wenig auf Wissensdatenbanken, die im Unternehmen vorhandenes Wissen organisieren und bereitstellen, zurückgegriffen werden (2,52). Zudem haben recht viele Mitarbeiter den Eindruck, dass nicht alle Kollegen ihr Wissen und ihre Erfahrung mit Kollegen teilen (2,68).[17] Teilweise gibt es allerdings schon die Möglichkeit, sich zwischendurch mit Kollegen auszutauschen (3,2) und es finden auch regelmäßig Besprechungen statt, die den Wissensaustausch unterstützen (3,36).

Bei der Befragung wurde bemängelt, dass zu wenig interne Netzwerke zum Wissens- und Erfahrungsaustausch bestehen (Mittelwert 2,38). Hier wurde im Bereich der Checklistenitems zusätzlich ermittelt, welche Netzwerke im Unternehmen hierfür genutzt werden. Am häufigsten wurden hierbei interne Diskussionsrunden genannt (52%), gefolgt von themenbezogenen Foren im Internet (44%). Erfahrungsaustauschzirkel (24%), Kontakt mit Experten über Expertendatenbanken (20%), Newsgroups (16%) und Diskussionsforen im Intranet spielen eine eher untergeordnete Rolle (12%).

Auffällig bei diesen Ergebnissen ist vor allem, dass deutlich zu wenig Mit-

17 Hierbei handelt es sich um ein generelles Problem im Wissensmanagement. Willke unterstreicht die Wichtigkeit der Frage, wie innerhalb einer Organisation die Voraussetzung dafür geschaffen werden können, dass Personen offen ihr Wissen beschreiben und ihre Wahrnehmungen darlegen. Um diese "systemische Kooperation" zu erreichen, muss eine gemeinsame Vision bestehen und das Lernen im Team ermöglicht werden (Willke, 2001, S.49) Denn eine Person kann nicht gezwungen werden ihr Wissen zur Verfügung zu stellen (Willke, 2001, S. 62).

arbeiter in die Entscheidungen der Personalentwicklungsabteilungen miteinbezogen werden. Hier mangelt es demnach an Einflussmöglichkeiten. Zudem besteht bei recht vielen Angestellten der Eindruck, dass ihre Kollegen ihr Wissen nicht ausreichend teilen, wofür ein Beleg für das in der Forschung angenommene Problem gefunden werden konnte.

Dimensionen und Subdimensionen	**Item-anzahl**	**Skalen-stufen**	**Mittelwert der hier vorliegenden Untersuchung**	**Mittelwert der Untersuchung durch Judith Friebe**
LK VII Information und Partizipation	**8**	**1 bis 5**	**2,87**	**3,04**
Informationswege und -möglichkeiten	2	1 bis 5	3,36	3,28
Einflussmöglichkeiten bei der Gestaltung von Lernen	1	1 bis 5	2,2	2,53
Lernen durch Wissensaustausch	4	1 bis 5	2,92	3,14
Interne Netzwerke zum Lernen	1	1 bis 5	2,38	2,67

Abbildung 16: Kennwerte der Dimension „Information und Partizipation" und ihrer Subdimensionen

4.3.3.8 Lernorientierte Umwelt- und Außenkontakte

Der Mittelwert dieser Dimension ist höher als bei Friebe, liegt aber immer noch knapp unter dem Skalenmittelwert. Im Bereich der Subitems fällt auf, dass die Befragten angaben, dass sie durch externe Kontakte viel Neues lernen. Dieses Subitem ist mit einem Mittelwert von 3,24 leicht überdurchschnittlich bewertet. Dies passiert aber wohl vor allem dadurch, dass die Mitarbeiter selbstständig den Kontakt zu relevanten externen Personen und Institutionen herstellen (3,72). Unterdurchschnittlich wurde dagegen die Frage bewertet, ob das Unternehmen aktiv den Ausbau von Kontakten zum Unternehmensumfeld unterstützt, um Wissen zu generieren oder den Wissensaustausch zu fördern (2,56). Das

Subitem „Das Unternehmen pflegt den Austausch mit Partnern und anderen Firmen“ erreichte nur einen Mittelwert von 2,84. Daher wundert es nicht, dass die befragten Mitarbeiter mit den von Unternehmensseite angebotenen externen Kontakten eher nicht zufrieden sind (2,54). Für diese Dimension gab es zudem Checklistenitems, die danach fragten, an welchen Netzwerken zum Zwecke des Lernens die Mitarbeiter teilnehmen. An erster Stelle stehen berufs-/fachbezogene Arbeitskreise (60%), gefolgt von Universitäten und wissenschaftlichen Einrichtungen (44%). Auch der Austausch mit Kunden (36%), anderen Unternehmen (24%) und Lieferanten (16%) spielte eine Rolle. Zudem wurden noch Beratungsinstitutionen (16%) und regionale Lernnetzwerke (12%) genannt.

Dimensionen und Subdimensionen	**Item-anzahl**	**Skalen-stufen**	**Mittelwert der hier vorliegenden Untersuchung**	**Mittelwert der Untersuchung durch Judith Friebe**
LK VIII **Lernkontakte des Unternehmens mit seiner Umwelt**	**5**	**1 bis 5**	**2,98**	**2,81**

Abbildung 17: Kennwerte der Dimension „Lernkontakte des Unternehmens mit seiner Umwelt“

Dieser Bereich spielt für die Kompetenzentwicklung der Mitarbeiter einer große Rolle und führt zu neuer Wissensgenerierung und somit zu Innovationen im Unternehmen. Auch wenn dieser Bereich leicht besser abschneidet als bei den durch Friebe untersuchten Unternehmen, wird er dennoch von den Mitarbeitern als nicht besonders lernförderlich angesehen. Wenn es hier zu Kontakten kommt, geht die Initiative zudem viel eher vom einzelnen Mitarbeiter als vom Unternehmen selbst aus. Der vermehrte Aufbau von externen Lernkontakten könnte das Lernen der

Mitarbeiter unterstützen, neues Wissen generieren und somit die Innovationsfähigkeit der Unternehmen stärken.

4.4 Kritische Diskussion der Untersuchungsergebnisse

Das Lernkulturinventar dient zum einen dazu, das Vorhandensein objektiver Faktoren abzufragen (z.B.: „Lernen und Weiterentwicklung wird bei uns auch durch finanzielle Anreize honoriert"). Die meisten Fragen zielen allerdings auf die subjektive Einschätzung in Bezug auf Lernkulturmerkmale im Unternehmen. Es handelt sich demnach generell nicht um objektiv messbare Daten, sondern um subjektive Wahrnehmungen.

Friebe weist in diesem Zusammenhang auf die Vorteile eines subjektiven Analysezugangs hin, indem sie betont, dass zwar die Gestaltung der Lernkultur durch das Unternehmen wichtig ist, entscheidend sei jedoch, wie diese gelebt werde (Vgl. Friebe, 2005, S. 273).

In der Forschung werden zudem die Vorteile unterschiedlicher Blickwinkel auf die organisationale Lernkultur betont. Dies unterstützt eine umfassende Diagnose derselben (Vgl. Sonntag/Stegmaier, 2005, S. 23 sowie Sonntag/Stegmaier, 2008, S. 229). Aufgrund der nicht ausreichenden Anzahl von Beantwortungen in der Kategorie „Expertenversion" war dies in der hier vorliegenden Arbeit nicht möglich.

Zudem muss darauf hingewiesen werden, dass aufgrund der insgesamt doch geringen Anzahl an Beantwortungen lediglich von einer Tendenz in Bezug auf die Ergebnisse gesprochen werden kann, die durch größer angelegte Studien noch verifiziert werden müsste. Es handelt sich aufgrund der zu geringen Datenmenge demnach um keine repräsentativen Ergebnisse.

Ein Vorteil im Vergleich zu der Untersuchung bei Friebe ist darin zu sehen, dass in der hier vorliegenden Untersuchung die Befragten auch aus

Unternehmen kamen, bei denen Lernkultur eine untergeordnete Rolle spielen kann, während bei Friebe die Teilnahme an der Befragung bereits auf ein besonderes Interesse des Unternehmens am Thema Lernkultur hinweist. Denn die Teilnahme des Unternehmens an der Umfrage lässt auf ein Interesse an diesem Thema schließen.

5. Zusammenfassung und Ausblick

In der hier vorliegenden Arbeit wurde untersucht, wie Lernen im Arbeitsprozess stattfindet und wie dabei Kompetenzen gefördert bzw. wie lernrelevante Faktoren von den Mitarbeitern wahrgenommen und bewertet werden. Hierzu wurde auf das von Sonntag u.a. entwickelte Instrument des Lernkulturinventars (LKI) zurückgegriffen. Der Blickpunkt zielte dabei weniger auf die individuelle bzw. Mitarbeiterebene. Vielmehr wurden die Rahmenbedingungen auf der organisationalen Ebene untersucht. Das Lernkulturinventar bietet eine interessante Perspektive, wie Lernen im Unternehmen gefördert wird bzw. werden kann. Hierbei werden neben „klassischen" Personalentwicklungsmaßnahmen weitere Unternehmenscharakteristika bzw. Merkmalsbereiche berücksichtigt. Das Konzept des Lernkulturinventars geht davon aus, dass das Lernen der Mitarbeiter auf normativer, strategischer und operativer Ebene durch das Unternehmen beeinflusst werden kann.

In der hier vorliegenden Arbeit wurden dabei zunächst in einem theoretischen Teil die Begriffe Lernen, Lernkultur und Kompetenzentwicklung näher erläutert. Eine förderliche Lernkultur spielt innerhalb des arbeitsorientierten Lernens eine bedeutende Rolle, da sie wesentlich zum Aufbau von Kompetenzen beiträgt, welche es den Mitarbeitern erlaubt, selbstständig und selbstorganisiert zu handeln, um so den veränderten Aufgaben und Anforderungen der modernen Arbeitswelt begegnen zu können. Um eine solche Lernkultur mit einem organisationsdiagnostischen Verfahren empirisch ermitteln zu können, wurde das Konzept des Lernkulturinventars gewählt.

In einem Exkurs konnte gezeigt werden, dass dieses Lernkulturinventar deutliche Bezugspunkte zu konstruktivistischen Lerntheorien aufweist, welche dennoch in Folgeuntersuchungen noch näher betrachtet werden

sollten.
Das Lernkulturinventar geht von acht verschiedenen Merkmalsbereichen einer Lernkultur im Unternehmen aus, welche den acht Dimensionen des Fragebogens entsprechen. Zu jedem Merkmalsbereich wurde ein Itempool generiert, wodurch das Lernkulturinventar sowohl die konkreten Begebenheiten im Unternehmen als auch die Wahrnehmung der Befragten konkret erfassen kann. Durch den Einsatz einer fünfstufigen Likert-Skala erhält man zudem Zahlenwerte, welche zu anderen Ergebnissen in Beziehung gesetzt werden können. Um verschiedene Perspektiven auf die Lernkultur eines Unternehmens zu erhalten, besteht das Lernkulturinventar aus zwei Fragebögen, einer Mitarbeiter- und einer Expertenversion. Die einzelnen Fragebogenversionen können auch einzeln eingesetzt werden.
Friebe kam in ihrer Untersuchung zu dem Ergebnis, dass zwischen der Gestaltung der Lernkulturmerkmalsbereiche und beruflicher Kompetenzentwicklung Zusammenhänge bestehen, welche jedoch häufig als nicht sehr stark zu bewerten sind. Externe Lernkontakte sowie eine lernzielorientierte Führungsarbeit bilden hierbei eine Ausnahme.
Die Arbeit verfolgte unter anderem die Zielsetzung, die empirische Basis in Bezug auf das Lernkulturinventar zu erweitern, wie dies in der Forschungsliteratur gefordert wird. Da in der Literatur davon ausgegangen wird, dass die Branchenzugehörigkeit die Ausprägung der Lernkultur in Unternehmen beeinflusst, ist es vor allem von Bedeutung, für einzelne Branchen Benchmarkdaten zu ermitteln. Friebe regte zudem Untersuchungen bezüglich eines Zusammenhangs zwischen der organisationalen Innovationsfähigkeit und einer ausgeprägten Lernkultur an. Vor diesem Hintergrund wurde die pharmazeutische Branche als Untersuchungsgegenstand der hier vorliegenden Arbeit gewählt, da gezeigt werden konnte, dass die Unternehmen dieser Branche in extremen Maße

davon abhängig sind, innovativ zu arbeiten. Dies liegt vor allem an der starken Abhängigkeit von sogenannten Blockbustern, weshalb Innovationen als der entscheidende Wettbewerbsvorteil dieser Unternehmen angesehen werden können. Daher wurde als eine These angenommen, dass sich diese Innovationsfähigkeit auch in einer stärker ausgeprägten Lernkultur widerspiegeln müsse.

Die empirische Untersuchung wurde durch den Einsatz des Lernkulturinventars als Fragebogen und über das soziale Netzwerk „XING" realisiert. Mitarbeiter verschiedenster internationaler Pharma-, Biotech- und mit diesen in Verbindung stehender Dienstleistungsfirmen konnten über einen online-Link an der Umfrage teilnehmen. Hierbei standen sowohl die Mitarbeiter- als auch die Expertenversion zu Verfügung. Aufgrund einer zu geringen Rücklaufquote der Expertenversion sowie der Mitarbeiterversion „Dienstleister" wurden lediglich die Mitarbeiterversionen „Pharma" und „Biotech" berücksichtigt. Da diese in Bezug auf branchenspezifische Merkmale große Gemeinsamkeiten aufweisen, wurden diese in einem Bereich zusammengefasst. Im Vergleich zu der Referenzstudie von Judith Friebe fällt bei der Beschreibung der Stichprobe auf, dass bei der hier durchgeführten Untersuchung die Mitarbeiter ein deutlich höheres formales Bildungsniveau aufweisen und zudem deutlich mehr Befragte in Unternehmen mit mehr als 500 Angestellten arbeiten. Im Folgenden werden die gewonnenen Ergebnisse der empirischen Studie überblicksartig dargestellt. In Bezug auf die hier gewonnenen Ergebnisse muss zudem noch darauf hingewiesen werden, dass diese lediglich auf eine Tendenz hinweisen, da für generelle Aussagen die Rücklaufquote bei der Befragung zu gering war und daher keine repräsentativen Daten vorliegen.

Etwas überraschend schätzten die hier Befragten die Lernkultur in ihrem Unternehmen allgemein etwas schwächer ein als die durch Friebe befragten Mitarbeiter. Der Faktor „Unternehmensgröße" sowie die starke Innovationsabhängigkeit der Pharmabranche hätten ein anderes Ergebnis erwarten lassen. Allerdings wurden die beiden für die berufliche Kompetenzentwicklung wichtigste Bereiche – „Führung“ und „Außenkontakte“ – geringfügig besser eingeschätzt, wobei der Merkmalsbereich „Außenkontakte“ doch deutlich unter dem Mittelwert liegt.

Die Ergebnisse der Item- und Skalenanalyse zeigen für den Merkmalsbereich „Unternehmensphilosophie“, dass die betroffenen Unternehmen zwar das Lernen im Arbeitsprozess als einen wichtigen Baustein in ihrer Unternehmensphilosophie berücksichtigen, gleichzeitig von den Mitarbeitern aber erwarten, dass diese sich selbstständig und eigenverantwortlich neue Kompetenzen aneignen. Der Merkmalsbereich „Rahmenbedingungen im Unternehmen“ zeigt, dass finanzielle Anreize für das Lernen keine größere Relevanz besitzt. Das in den Leitlinien geforderte selbstständige Lernen wird häufig durch eine zu hohe Arbeitsbelastung behindert. Zudem werden die Mitarbeiter im Hinblick auf das Lernen aufgrund von Veränderungsprozessen nicht optimal begleitet und unterstützt. Die Arbeit der Personalentwicklung wurde von den hier befragten Mitarbeitern als unterdurchschnittlich bewertet. Dies überrascht vor dem Hintergrund, dass die pharmazeutische Industrie als sehr wissensintensiv und innovationsabhängig gilt, weshalb eine professionellere Personalentwicklungsarbeit angenommen hätte werden können. Im Bereich „Lern- und Entwicklungsmöglichkeiten“ zeigte sich erneut, dass die Verantwortung für das Lernen bei den Mitarbeitern selbst liegt und diese teilweise fehlende Unterstützung bemängeln. Hierbei schnitten vor allem die Führungskräfte in Bezug auf die Unterstützung bei der Transfersicherung des Gelernten eher schlecht ab. Um die Gründe hierfür zu ermitteln, böten sich weitere Forschungsarbeiten an. Zudem wurde deutlich, dass die Arbeitstätigkeit an sich lernförderlich gestaltet ist, wobei Lernen am meisten durch Beobachten und Ausprobieren stattfindet. Die Lernatmosphäre und die Unterstützung durch die Kollegen wurden insgesamt positiv bewertet. Durch Hilfestellungen bei Problemen und Austausch zwischen den Mitarbeitern werden Lernprozesse initiiert und unterstützt. Die Auswertung des Merkmalsbereichs „Lernorientierte Fürhungsaufgaben" ergab, dass dieser Bereich durchaus von den befragten Mitarbeitern als lernförderlich wahrgenommen wird, da diese durch Feedbackgespräche und Unterstützungsmaßnahmen von ihrem Vorgesetzten beim Lernen unterstützt werden. Im Bereich „Partizipation und Information" fällt auf, dass die Mitarbeiter bemängeln, dass sie die Entscheidungen der Personalentwicklungsabteilungen zu wenig beeinflussen können. Zudem sehen sie es als Problem an, wenn Kollegen nicht ausreichend ihre Kenntnisse und ihr Wissen zu Verfügung stellen. Auch im Bereich „Lernkontakte des Unternehmens" sahen die Befragten Verbesserungspotenzial, da die Initiierung solcher Austauschprozesse häufig von Mitarbeiterseite ausgehen und nicht systematisch von Unternehmensseite gefördert werden. Da dieser Bereich gerade in Bezug auf die Innovationsfähigkeit der Unternehmen eine große Rolle spielt, verwundert es, dass dies von den Unternehmen als ein solch wichtiger Faktor noch nicht erkannt wurde.

Zu Beginn der Arbeit wurde die These aufgestellt, dass starke Innovationsabhängigkeit von Unternehmen in einem positiven Zusammenhang zu einer stark ausgeprägten, kompetenzstiftenden Lernkultur stehen müsse. Dies konnte auf Basis der durchgeführten empirischen Studie so nicht bestätigt werden. Insgesamt schätzten die befragten Mitarbeiter, welche allesamt im stark von Innovationen abhängigen Bereich Pharma/Biotech arbeiteten, die Lernkultur nicht besser ein als in der Referenzstudie von Judith Friebe, welche Lernkultur branchenunabhängig untersuchte.

Da aber die Rücklaufquote zu gering war und die hier durchgeführte Studie daher nicht als repräsentativ gelten kann, sind weitere empirische

Studien notwendig.

In weiterführenden Studien könnte zudem der Zusammenhang von Innovationsfähigkeit und Lernkultur noch genauer beleuchtet werden, indem die Unternehmensergebnisse in Bezug auf die Lernkultur mit betriebswirtschaftlichen Kennzahlen wie Publikationen pro Mitarbeiter in Beziehung gesetzt werden könnten (Vgl. Friebe, 2005, S. 277).

6. Literaturverzeichnis

Arnold, Rolf: Konstruktivismus. In: Arnold, Rolf/Sigrid, Nolda/Nuissl, Ekkehard: (Hrsg.): Wörterbuch Erwchsenenbildung.Bad Heilbrunn 2010a, S. 173 - 175.

Arnold, Rolf: Porträits und Konzeptionen zur Erwachsenenbildung. Studienbrief Nr. 0110 des Master-Fernstudiengangs Erwachsenenbildung der TU Kaiserslautern. Unveröffentlichtes Manuskript. Kaiserslautern 2010b.

Badische Zeitung: Große Chance für Hochqualifizierte. Arbeitsmarktforscher untersuchen Folgen des technischen Fortschritts in den Fabriken. In: Badische Zeitung, 23. Oktober 2015, S. 19.

Campion, Michael, Cheraskin, Lisa, Stevens, Michael: Career-related antecedents and outcomes of job rotation. Academy of Management journal, 37 (1994), S. 1518 – 1542.

Dehnbostel, Peter/Elsholz, Uwe: Lern- und kompetenzförderliche Arbeitsgestaltung. Chancen für die Weiterbildung? In: Dehnbostel, Peter u.a. (Hrsg.): Kompetenzerwerb in der Arbeit. Perspektiven arbeitnehmerorientierter Weiterbildung. Berlin 2007, 35 - 47.

Dehnbostel, Peter/Meister, Jörg: Einleitung: Essentials und Überblick. In: Dehnbostel, Peter u.a. (Hrsg.): Vernetzte Kompetenzentwicklung. Alternative Positionen zur Weiterbildung. Berlin 2002, S. 11 - 27.

Erpenbeck, John/Sauter, Werner: Kompetenzen erkennen und finden. Studienbrief Nr. 1510 des Master-Fernstudiengangs Erwachsenenbildung der TU Kaiserslautern. Unveröffentlichtes Manuskript. Kaiserslautern 2010.

Felden, Heide von: Didaktisches Handeln und Kommunikation in Lerngruppen. Studienbrief Nr. 1510 des Master-Fernstudiengangs Erwachsenenbildung der TU Kaiserslautern. Unveröffentlichtes Manuskript. Kaiserslautern 2014 (2. aktualisierte Auflage).

Fischer, Dagmar/Breitenbach, Jörg (Hrsg.) : Die Pharmaindustrie. Einblick – Durchblick – Perspektiven. Heidelberg 2010.

Fraunhofer IAO. Arbeitskreis 3: Innovationskompetenz entwickeln. Stuttgart 2011.
(http://www.iao.fraunhofer.de/langde/images/downloadbereich/200/innovationskompetenz-entwickeln.pdf)

Friebe, Judith: Merkmale unternehmensbezogener Lernkulturen und ihr Einfluss auf die Kompetenzen der Mitarbeiter. Heidelberg 2005.
(http://archiv.ub.uni-heidelberg.de/volltextserver/5847/1/Dissertation_Judith_Friebe.pdf)

Geldermann, Brigitte/Günther, Dorothea/Hofmann, Heidemarie: Lernkulturen und strategische Kompetenzentwicklungsprogramme in Unternehmen. Ausgewählte Ergebnisse von Unternehmen in den alten Bundesländern. Berlin 2005.
(http://www.abwf.de/content/main/publik/materialien/materialien62.pdf)

Gieseke, Wiltrud: Entwicklung der Erwachsenenenbildungswissenschaft. Studienbrief Nr.0320 des Master-Fernstudiengangs Erwachsenenbildung der TU Kaiserslautern.
Unveröffentlichtes Manuskript. Kaiserslautern 2004.

Kahneman, Daniel: Thinking, Fast and Slow. London 2011.

Krauss, Alexander/Mohr, Barabara: Prozessorientierung in der beruflichen Weiterbildung – neue Funktionen für Führungskräfte. Der Vorgesetzte als Lernberater und Coach. In: BWP 5/2004, S. 33 – 36. (www.bibb.de/veroeffentlichungen/de/publication/download/id/942)

Nusser, Michael: Pharma-Innovationsstandort Deutschland: Leistungsfähigkeit, Innovationshemmnisse und Handlungsempfehlungen. In: Gesundheit und Gesellschaft Wissenschaft, 5. Jg., 3/2005, S. 15-27 .

Nusser, Michael (u.a.): Innovative internationale Pharmaindustrie als wichtiger Wirtschaftsfaktor in Deutschland. In: Michael Nusser und Annett Tischendorf (Hrsg.): Innovative Pharmaindustrie als Chance für den Wirtschaftsstandort Deutschland. Eine Studie im Auftrag von PhRMA (Pharmaceutical Research and Manufacturers of America), dem Branchenverband der forschenden Pharmaindustrie in den USA, und der deutschen LAWG (LocalAmerican Working Group). Düsseldorf/Karlsruhe 2006, S. 14-25
(http://www.isi.fraunhofer.de/isiwAssets/docs/t/de/publikationen/Pharma_Wirtschaftsstandort_Deutschland.pdf)

Overwien, Bernd: Informelles Lernen in der internationalen Diskussion. 2007.
(http://www.informelleslernen.de/fileadmin/dateien/Informelles_Lernen/Texte/Overwien_2007.pdf)

Remdisch, Sabine/Meyer-Guckel, Volker: Lebenslanges Lernen als Chance begreifen. Warum Unternehmen von einer Lernkultur profitieren können. Herausgegeben von Leuphana Universität Lüneburg. Lüneburg 2013.
(http://www.leuphana.de/fileadmin/user_upload/Forschungseinrichtungen/ipm/files/Lebenslanges_Lernen_als_Chance_begreifen.pdf)

Reich, Kersten: Konstruktivistische Didaktik. Das Lehr- und Studienbuch mit Online-Methodenpool. 5. erweiterte Auflage. Weinheim/Basel 2008.

Reuther, Ursula: Neues Lernen und neue Lernformen in Unternehmen. In: Dehnbostel, Peter u.a. (Hrsg.): Vernetzte Kompetenzentwicklung. Alternative Positionen zur Weiterbildung. Berlin 2002, S. 151 – 169.

Severing, Eckhart: Strategien und Methoden betrieblicher Weiterbildung. Studienbrief Nr. 1310 des Master-Fernstudiengangs Erwachsenenbildung der TU Kaiserslautern. Unveröffentlichtes Manuskript. Kaiserslautern 2005.

Sonntag, Karlheinz/Schaper, Niclas/Friebe, Judith. Erfassung und Bewertung von Merkmalen unternehmensbezogener Lernkulturen. In Arbeitsgemeinschaft Qualifikations- Entwicklungs- Management (Hrsg.), Kompetenzmessung im Unternehmen (edition QUEM, Band 18). Münster 2005.

Sonntag, Karlheinz/Stegmaier, Ralf: Lernkulturen verstehen, gestalten und messen. In: Peronalführung 1/2005, S. 22 – 29. (http://www.dgfp.de/wissen/personalwissen-direkt/dokument/61597/herunterladen)

Sonntag, Karlheinz/Stegmaier, Ralf: Arbeitsorientiertes Lernen. Zur Psychologie der Integration von Lernen und Arbeit. Stuttgart 2007.

Sonntag, Karlheinz/Stegmeier, Ralf: Das Lernkulturinventar (LKI) – Ermittlung von Lernkulturen in Wirtschaft und Verwaltung. In: Fisch, Rudolf/Müller, Andrea/Beck, Dieter: Veränderungen in Organisationen. Stand und Perspektiven. Wiesbaden 2008, 227 – 247.

Wagner, Dieter/Seisreiner, Achim, Surrey, Heike: Typologie von Lernkulturen in Unternehmen. Schriften zur beruflichen Weiterbildung (73). Berlin 2001. (http://www.abwf.de/content/main/publik/report/2001/Report-73.pdf)

Willke, Helmut: Systemisches Wissensmanagement. Stuttgart 2001.

7. Anhang

Fragebogen: Mitarbeiterversion des LKI

Angaben zur Person und zum Unternehmen:

Ihr Alter

- 20 – 30
- 30 – 40
- 40 – 50
- 50 – 65

Ihr Geschlecht

- männlich
- weiblich

Welchen Schulabschluss haben Sie?

- Volks-/Hauptschulabschluss
- Mittlere Reife, Realschulabschluss
- Fachhochschule
- Abitur/Allgemeine Hochschulreife
- Sonstige:____________________

Was für eine Berufsausbildung haben Sie?

- Lehrer/Ausbildung

- Berufsakademie
- Fachhochschule
- Universität/Technische Hochschule
- Sonstige:____________________

Wie lange arbeiten Sie bereits im jetzigen Unternehmen?

- weniger als 5 Jahre
- 5-10 Jahre
- 10 – 20 Jahre
- mehr als 20 Jahre

Wie lange sind Sie schon berufstätig?

- weniger als 5 Jahre
- 5-10 Jahre
- 10 – 20 Jahre
- mehr als 20 Jahre

In welcher Branche sind Sie tätig?

- Pharma
- Forschung/Entwicklung
- Produktion
- Dienstleistung
- Informationstechnologie
- Gesundheitswesen
- Medien
- Sonstiges:____________________

Wie viele Personen sind in Ihrem Unternehmen beschäftigt?

____

Wo befindet sich der Hauptsitz des Unternehmens?

Sind Sie Führungskraft?

- Ja
- Nein

Auf welcher Führungsebene arbeiten Sie?

- untere
- mittlere
- höhere

Das folgende Kontinuum stellt fünf verschiedene Arten der Partizipation im Unternehmen dar. Bitte markieren Sie eine der Varianten, die nach Ihrer persönlichen Einschätzung der Mitarbeiterbeteiligung in Ihrem Unternehmen am nächsten kommt. Partizipation durch:

- Information (d.h. vorherige oder nachträgliche Informationen über Entscheidungen)

- Vorschlagsmöglichkeit (d.h. Mitarbeiter hat die Chance eigene Meinung einzubringen)

- Mitbestimmung (d.a. Berücksichtigung der Mitarbeiter-Meinung bei Entscheidungen)

- Vetorecht (d.h. Entscheidungen der Mitarbeiter blockieren oder lenken Maßnahmen)

- Autonomie (d.h. Entscheidungen liegen vollständig bei den Mitarbeitern)

I.Lernen als Teil der Unternehmensphilosophie

Lernorientierte Leitlinien

In den Leitlinien unseres Unternehmens wird das Thema Lernen von Mitarbeitern angesprochen.

- trifft gar nicht zu
- trifft weniger zu
- trifft teilweise zu
- trifft eher zu
- trifft völlig zu
- nicht relevant

Unsere lernorientierten Leitlinien beinhalten u.a. folgendes:

... wie wir Mitarbeiter mit dem Thema Lernen umgehen sollen

- Ja
- Nein

... wie das Unternehmen das Lernen seiner Mitarbeiter unterstützt

- Ja
- Nein

Wir Mitarbeiter werden von Unternehmensseite über die lernorientierten Leitlinien informiert.

- trifft gar nicht zu
- trifft weniger zu

- trifft teilweise zu
- trifft eher zu
- trifft völlig zu
- nicht relevant

Die lernorientierten Leitlinien werden bei uns tatsächlich gelebt

- trifft gar nicht zu
- trifft weniger zu
- trifft teilweise zu
- trifft eher zu
- trifft völlig zu
- nicht relevant

Das Unternehmen stellt deutliche Erwartungen an uns Mitarbeiter in Bezug auf unser Lernen und unsere Kompetenzentwicklung.

- trifft gar nicht zu
- trifft weniger zu
- trifft teilweise zu
- trifft eher zu
- trifft völlig zu
- nicht relevant

Erwartungen an lernende Mitarbeiter

Das Unternehmen erwartet von mir, dass ich:

... mein fachliches Wissen und Können selbstständig auf aktuellem Stand halte

- Ja
- Nein

... mein Wissen selbstständig erweitere Eigenverantwortung und Eigeninitiative bei meiner Weiterentwicklung zeige

- Ja
- Nein

Unsere Personalentwicklung macht Angebote (z.B. Trainings), die mir helfen, die an mich gestellten Erwartungen zu erfüllen

- trifft gar nicht zu
- trifft weniger zu
- trifft teilweise zu
- trifft eher zu
- trifft völlig zu
- nicht relevant

Wir Mitarbeiter werden in Informationsveranstaltungen über an uns gestellte Erwartungen informiert

- trifft gar nicht zu
- trifft weniger zu
- trifft teilweise zu
- trifft eher zu
- trifft völlig zu

Wie beurteilen Sie den Bereich lernorientierte

Unternehmensleitlinien insgesamt?

Die Leitlinien unseres Unternehmens fördern mein Lernen.

- trifft gar nicht zu
- trifft weniger zu
- trifft teilweise zu
- trifft eher zu
- trifft völlig zu

Die an mich gestellten Erwartungen fördern mein Lernen.

- trifft gar nicht zu
- trifft weniger zu
- trifft teilweise zu
- trifft eher zu
- trifft völlig zu

II. Rahmenbedingungen für Lernen im Unternehmen

Organisationsstruktur im Unternehmen

Unsere Organisationsstrukturen fördern, dass ich mich auch mit Kollegen aus anderen Bereichen/Abteilungen austauschen kann.

- trifft gar nicht zu
- trifft weniger zu
- trifft teilweise zu
- trifft eher zu

- trifft völlig zu

Es ist lernförderlich, dass die Hierarchien bei uns eher flach sind.

- trifft gar nicht zu
- trifft weniger zu
- trifft teilweise zu
- trifft eher zu
- trifft völlig zu

Entgelt- und Anreizsysteme

Lernen und Weiterentwicklung wird bei uns durch finanzielle Anreize (z.B. Gehaltsbonus/-prämie, andere Gehaltsstufe) honoriert.

- trifft gar nicht zu
- trifft weniger zu
- trifft teilweise zu
- trifft eher zu
- trifft völlig zu

Das Unternehmen motiviert uns zum Lernen, indem es uns Entwicklungsmöglichkeiten im Unternehmen anbietet (z.B. Laufbahnprogramme).

- trifft gar nicht zu
- trifft weniger zu
- trifft teilweise zu

- trifft eher zu
- trifft völlig zu

Das Unternehmen übernimmt meine Weiterbildungskosten.

- trifft gar nicht zu
- trifft weniger zu
- trifft teilweise zu
- trifft eher zu
- trifft völlig zu

Arbeitszeitregelungen

Unsere Arbeitszeitregelungen ermöglichen es, dass ich mir die Zeit fürs Lernen selbst einteilen kann.

Während meiner Arbeit habe ich Zeit, mich mit Kollegen auszutauschen.

- trifft gar nicht zu
- trifft weniger zu
- trifft teilweise zu
- trifft eher zu
- trifft völlig zu

Die Arbeitsbelastung ist bei uns so hoch, dass mir keine Zeit fürs Lernen bleibt.

- trifft gar nicht zu
- trifft weniger zu
- trifft teilweise zu
- trifft eher zu

- trifft völlig zu

Lernen in Veränderungsprozessen

In Veränderungsprozessen (z.B. Einführung neuer Technik, Umorganisation, Kulturwandel, neue Unternehmensausrichtung) werden wir Mitarbeiter durch Qualifizierungsmaßnahmen unterstützt.

- trifft gar nicht zu
- trifft weniger zu
- trifft teilweise zu
- trifft eher zu
- trifft völlig zu

Wir Mitarbeiter werden in Veränderungsprozessen auf neue Arbeiten und Aufgaben ausreichend vorbereitet.

- trifft gar nicht zu
- trifft weniger zu
- trifft teilweise zu
- trifft eher zu
- trifft völlig zu

In Veränderungsprozessen lerne ich viel.

- trifft gar nicht zu
- trifft weniger zu
- trifft teilweise zu
- trifft eher zu
- trifft völlig zu

Wie beurteilen Sie den Bereich Rahmenbedingungen für Lernen im Unternehmen insgesamt?

Unsere Organisationsstrukturen unterstützen mich beim Lernen

- trifft gar nicht zu
- trifft weniger zu
- trifft teilweise zu
- trifft eher zu
- trifft völlig zu

Unsere Entgelt und Anreizsysteme fördern mein

- trifft gar nicht zu
- trifft weniger zu
- trifft teilweise zu
- trifft eher zu
- trifft völlig zu

Unsere Arbeitszeitgestaltung unterstützt mich beim

- trifft gar nicht zu
- trifft weniger zu
- trifft teilweise zu
- trifft eher zu
- trifft völlig zu

Die Gestaltung von Veränderungsprozessen im Unternehmen fördert mein Lernen.

- trifft gar nicht zu
- trifft weniger zu

- trifft teilweise zu
- trifft eher zu
- trifft völlig zu

III. Aspekte der Personalentwicklung im Unternehmen

Reichweite und Nutzen von Personalentwicklungs-maßnahmen

Die Arbeit unserer Personalentwicklung hat im Unternehmen einen hohen Stellenwert

- trifft gar nicht zu
- trifft weniger zu
- trifft teilweise zu
- trifft eher zu
- trifft völlig zu

Das Weiterbildungs- und Kompetenzentwicklungsangebot der Personalentwicklung orientiert sich am Bedarf von uns Mitarbeitern.

- trifft gar nicht zu
- trifft weniger zu
- trifft teilweise zu
- trifft eher zu
- trifft völlig zu

Die Personalentwicklung ist offen für Anregungen und Vorschläge von uns Mitarbeitern.

- trifft gar nicht zu
- trifft weniger zu
- trifft teilweise zu
- trifft eher zu
- trifft völlig zu

Uns steht ein umfangreiches Weiterbildungsangebot zur Verfügung.

- trifft gar nicht zu
- trifft weniger zu
- trifft teilweise zu
- trifft eher zu
- trifft völlig zu

Unterstützung durch die Personalentwicklung

Für uns Mitarbeiter gibt es konkrete Ansprechpersonen in der Personalentwicklung

- trifft gar nicht zu
- trifft weniger zu
- trifft teilweise zu
- trifft eher zu
- trifft völlig zu

Ich fühle mich von unserer Personalentwicklung ausreichend bei meiner beruflichen Qualifizierung und Weiterentwicklung unterstützt.

- trifft gar nicht zu
- trifft weniger zu

- trifft teilweise zu
- trifft eher zu
- trifft völlig zu

Erfassung des Lernbedarfs

Lernbedarf umfasst den eigenen Bedarf an Weiterbildung und Kompetenzerwerb. Besteht z.B. Bedarf zu lernen, wie man Gruppen moderiert, dann bietet sich ein Moderationstraining an.

Die Personalentwicklung erfasst den Lernbedarf von uns Mitarbeitern regelmäßig.

- trifft gar nicht zu
- trifft weniger zu
- trifft teilweise zu
- trifft eher zu
- trifft völlig zu

Mein Lernbedarf wird erfasst durch

...**Mitarbeitergespräche/Entwicklungsgespräche/Zielvereinbarungsgespräche**

- Ja
- Nein

... regelmäßige Erfassung von Weiterbildungswünschen über schriftliche Umfragen

- Ja
- nein

… regelmäßige Befragung meiner Führungskraft zu meinem Lernbedarf

- Ja
- Nein

Wir können uns auch mit speziellen Weiterbildungswünschen an unsere Personalentwicklung wenden.

- trifft gar nicht zu
- trifft weniger zu
- trifft teilweise zu
- trifft eher zu
- trifft völlig zu

Bei der Bestimmung meines Lernbedarfs wird auch darauf geachtet, welche Anforderungen zukünftig an mich gestellt werden

- trifft gar nicht zu
- trifft weniger zu
- trifft teilweise zu
- trifft eher zu
- trifft völlig zu

Überprüfung der Qualität der Personalentwicklungs-maßnahmen

Die Personalentwicklungsmaßnahmen, an denen ich teilnehme, werden regelmäßig im Hinblick auf Gestaltung,

Inhalte und Durchführung überprüft (z.B. durch Fragebogen zur Seminarbeurteilung).

- trifft gar nicht zu
- trifft weniger zu
- trifft teilweise zu
- trifft eher zu
- trifft völlig zu

Wir Mitarbeiter bewerten die Qualität der Personalentwicklungsmaßnahmen anhand folgender Methoden:

... über Fragebögen zur Beurteilung von Seminaren/Trainings

- Ja
- Nein

... über Abfrage der Zufriedenheit mit Personalentwicklungsmaßnahmen als Teil einer Mitarbeiterbefragung.

- Ja
- Nein

... in Zielvereinbarungsgesprächen

- Ja
- Nein

... in Feedbackvereinbarungsgesprächen mit der Führungskraft

- Ja

- Nein

Wenn ich Änderungswünsche einbringe, werden diese auch zur Kenntnis genommen und umgesetzt

- trifft gar nicht zu
- trifft weniger zu
- trifft teilweise zu
- trifft eher zu
- trifft völlig zu

Wie beurteilen Sie den Bereich „Aspekte der Personalentwicklung im Unternehmen“ insgesamt?

Das Angebot an Personalentwicklungsmaßnahmen ist gut.

- trifft gar nicht zu
- trifft weniger zu
- trifft teilweise zu
- trifft eher zu
- trifft völlig zu

Wie der Lernbedarf ermittelt und die Qualität von Personalentwicklungsmaßnahmen überprüft wird, fördert Lernen.

- trifft gar nicht zu
- trifft weniger zu
- trifft teilweise zu
- trifft eher zu
- trifft völlig zu

IV. Kompetenzentwicklung im Unternehmen

In Seminaren und Trainings wird darauf geachtet, sowohl fachliche als auch soziale Kompetenzen zu schulen.

- trifft gar nicht zu
- trifft weniger zu
- trifft teilweise zu
- trifft eher zu
- trifft völlig zu

Für meine Stelle existiert eine Stellenbeschreibung, die auch die hierfür erforderlichen Kompetenzen beschreibt.

- trifft gar nicht zu
- trifft weniger zu
- trifft teilweise zu
- trifft eher zu
- trifft völlig zu

Das Unternehmen zertifiziert in der Arbeitstätigkeit erworbene Kompetenzen.

- trifft gar nicht zu
- trifft weniger zu
- trifft teilweise zu
- trifft eher zu
- trifft völlig zu

Wir Mitarbeiter sind in hohem Maße selbst für unsere Kompetenzentwicklung verantwortlich.

- trifft gar nicht zu
- trifft weniger zu
- trifft teilweise zu
- trifft eher zu
- trifft völlig zu

Wie beurteilen Sie die Kompetenzentwicklung in Ihrem Unternehmen insgesamt?

Die Maßnahmen zur Kompetenzmessung und -entwicklung im Unternehmen fördern mein Lernen

- trifft gar nicht zu
- trifft weniger zu
- trifft teilweise zu
- trifft eher zu
- trifft völlig zu

V. Lern- und Entwicklungsmöglichkeiten im Unternehmen

Lernformen im Unternehmen

1. Lernen im Arbeitsalltag

Die Personalentwicklung bietet hauptsächlich Seminare und Trainings an und weniger Schulungsmaßnahmen, die am Arbeitsplatz oder in Arbeitsnähe stattfinden

- trifft gar nicht zu
- trifft weniger zu
- trifft teilweise zu

- trifft eher zu
- trifft völlig zu

Das Unternehmen unterstützt mich systematisch dabei, Lernmöglichkeiten bei meiner Arbeit wahrzunehmen (z.B. Lesen von Fachliteratur, Lernen am eigenen Computer).

- trifft gar nicht zu
- trifft weniger zu
- trifft teilweise zu
- trifft eher zu
- trifft völlig zu

Meine Arbeitstätigkeit ist so gestaltet, dass ich gefordert bin, immer Neues dazu zu lernen.

- trifft gar nicht zu
- trifft weniger zu
- trifft teilweise zu
- trifft eher zu
- trifft völlig zu

Das Unternehmen unterstützt und fördert Lernen im Arbeitsalltag über:

... den berufsbezogenen Besuch von Fachmessen und/oder Kongressen

- Ja
- Nein

... die Teilnahme an kurzzeitigen Veranstaltungen (Vorträge, Halbtagsseminare)

- Ja
- Nein

... Unterweisung oder Anlernen am Arbeitsplatz

- Ja
- Nein

... Selbstlernen durch Beobachten und Ausprobieren am Arbeitsplatz

- Ja
- Nein

... Qualitätszirkel, Werkstattzirkel, Lernstatt etc.

- Ja
- Nein

... Bereitstellen von berufsbezogener Fachliteratur

- Ja
- Nein

... Übernahme von mehr Verantwortung

- Ja
- Nein

... Arbeitsplatzwechsel (z.B. job rotation)

- Ja

- Nein

2. Gruppenbezogenes Lernen

Das Unternehmen unterstützt Lernen in Gruppen durch:

... Projektarbeit

- Ja
- Nein

... Lernpartnerschaften

- Ja
- Nein

... Erfahrungsaustausch in Gruppen

- Ja
- Nein

... Qualitätszirkel/Lernstatt/Werkstattzirkel/Lerninsel

- Ja
- Nein

...Task-Forces

- Ja
- Nein

Das Unternehmen schafft geeignete Rahmenbedingungen (z.B. Zeit für Gruppengespräche, Moderationsmaterialien), damit wir uns in Gruppen austauschen und lernen können.

- trifft gar nicht zu
- trifft weniger zu
- trifft teilweise zu
- trifft eher zu
- trifft völlig zu

3. Selbstorganisiertes Lernen

Das Unternehmen erwartet von mir, dass ich einen Teil meines beruflichen Lernens selbst organisiere.

- trifft gar nicht zu
- trifft weniger zu
- trifft teilweise zu
- trifft eher zu
- trifft völlig zu

Das Unternehmen unterstützt selbstständiges Lernen durch methodische Hilfestellung (z.B. Selbstlernprogramme, Bibliothek mit Fachliteratur).

- trifft gar nicht zu
- trifft weniger zu
- trifft teilweise zu
- trifft eher zu
- trifft völlig zu

4. Eigenverantwortliches Lernen zur beruflichen Entwicklung

Das Unternehmen erwartet von mir, dass ich meine berufliche Entwicklung in hohem Maße selbst plane und gestalte.

- trifft gar nicht zu

- trifft weniger zu
- trifft teilweise zu
- trifft eher zu
- trifft völlig zu

Das Unternehmen unterstützt mich dabei, meine berufliche Entwicklung besser planen zu können (z.B. durch Seminare zur beruflichen Standortbestimmung).

- trifft gar nicht zu
- trifft weniger zu
- trifft teilweise zu
- trifft eher zu
- trifft völlig zu

Das Unternehmen hilft mir dabei, eigenen Lernbedarf zu erkennen und Lernziele zu setzen.

- trifft gar nicht zu
- trifft weniger zu
- trifft teilweise zu
- trifft eher zu
- trifft völlig zu

5. Lernen mit neuen Medien (z.B. e-learning)

Lernen mit neuen Medien (z.B. webbasierte Lernangebote im Intranet, Lernsoftware) wird bei uns in hohem Maße praktiziert.

- trifft gar nicht zu
- trifft weniger zu
- trifft teilweise zu

- trifft eher zu
- trifft völlig zu

Das Lernrnen in Seminaren wird bei uns zunehmend durch Lernen mit neuen Medien ersetzt.

- trifft gar nicht zu
- trifft weniger zu
- trifft teilweise zu
- trifft eher zu
- trifft völlig zu

Anwendung des Gelernten und Transfersicherung

Transfer bezeichnet folgendes: wenn Sie für Ihre Arbeit bestimmte Fähigkeiten lernen oder spezielles Wissen erwerben, dann ist es wichtig, dass sie dies auch in der Arbeit anwenden können. Diese Anwendung des Gelernten nennt man Transfer. Es gibt verschiedene Möglichkeiten diesen Transfer zu sichern und zu kontrollieren, z.B. über praxisnahe Trainingsinhalte oder Befragung der Seminarteilnehmer etc. Die folgenden Fragen beschäftigen sich mit diesen Arten der Transfersicherung.

Ob wir das in Seminaren und Trainings Gelernte in unserer Arbeit anwenden können, wird anhand einer Befragung der Seminarteilnehmer nach der Veranstaltung überprüft.

- trifft gar nicht zu
- trifft weniger zu
- trifft teilweise zu
- trifft eher zu

- trifft völlig zu

Meine Führungskraft unterstützt mich beim Anwenden des Gelernten in meiner Arbeit, indem sie mir dazu Feedback gibt.

- trifft gar nicht zu
- trifft weniger zu
- trifft teilweise zu
- trifft eher zu
- trifft völlig zu

Meine Führungskraft erarbeitetet gemeinsam mit mir vor einem Training Lernziele und überprüft anschließend ihre Erreichung.

- trifft gar nicht zu
- trifft weniger zu
- trifft teilweise zu
- trifft eher zu
- trifft völlig zu

Ich kann das im Training Gelernte in meiner alltäglichen Arbeit anwenden.

- trifft gar nicht zu
- trifft weniger zu
- trifft teilweise zu
- trifft eher zu
- trifft völlig zu

Das Unternehmen fördert die Anwendung des Gelernten in der

Arbeit, indem es unterstützende Maßnahmen vor, während und nach dem Training einsetzt (z.B. inhaltliche Informationen vor dem Training, Praxisnähe im Training, Überprüfung durch Führungskraft).

- trifft gar nicht zu
- trifft weniger zu
- trifft teilweise zu
- trifft eher zu
- trifft völlig zu

Wie beurteilen Sie den Bereich Lern- und Entwicklungsmöglichkeiten insgesamt?
Wie das Lernen an verschiedenen Orten unterstützt wird, finde ich gut.

- trifft gar nicht zu
- trifft weniger zu
- trifft teilweise zu
- trifft eher zu
- trifft völlig zu

Das Lernen in Gruppen wird bei uns gut gefördert.

- trifft gar nicht zu
- trifft weniger zu
- trifft teilweise zu
- trifft eher zu
- trifft völlig zu

Selbstorganisiertes und eigenverantwortliches Lernen wird

bei uns gut gefördert.

- trifft gar nicht zu
- trifft weniger zu
- trifft teilweise zu
- trifft eher zu
- trifft völlig zu

Lernen im Arbeitsalltag wird bei uns gut gefördert.

- trifft gar nicht zu
- trifft weniger zu
- trifft teilweise zu
- trifft eher zu
- trifft völlig zu

Lernen mit neuen Medien wird bei uns lernförderlich gestaltetet.

- trifft gar nicht zu
- trifft weniger zu
- trifft teilweise zu
- trifft eher zu
- trifft völlig zu

Die Maßnahmen zur Transfersicherung bei uns unterstützen Lernen.

- trifft gar nicht zu
- trifft weniger zu
- trifft teilweise zu

- trifft eher zu
- trifft völlig zu

VI. Lernatmosphäre und Unterstützung durch Kollegen

Die Mitarbeiter helfen sich gegenseitig, wenn Probleme auftauchen.

- trifft gar nicht zu
- trifft weniger zu
- trifft teilweise zu
- trifft eher zu
- trifft völlig zu

Wir Mitarbeiter motivieren uns untereinander, neue Dinge zu lernen und auszuprobieren.

- trifft gar nicht zu
- trifft weniger zu
- trifft teilweise zu
- trifft eher zu
- trifft völlig zu

Meine Kollegen interessieren sich für Dinge, die ich neu gelernt habe.

- trifft gar nicht zu
- trifft weniger zu
- trifft teilweise zu
- trifft eher zu

- trifft völlig zu

Meine Kollegen lassen mich an ihren Erfahrungen teilhaben.

- trifft gar nicht zu
- trifft weniger zu
- trifft teilweise zu
- trifft eher zu
- trifft völlig zu

Bei uns herrscht eine Lernatmosphäre ohne Druck und Kontrolle.

- trifft gar nicht zu
- trifft weniger zu
- trifft teilweise zu
- trifft eher zu
- trifft völlig zu

Wir Mitarbeiter geben uns gegenseitig Rückmeldung über unsere Arbeitsleistung.

- trifft gar nicht zu
- trifft weniger zu
- trifft teilweise zu
- trifft eher zu
- trifft völlig zu

Meine Kollegen sind offen für neue Ideen.

- trifft gar nicht zu

- trifft weniger zu
- trifft teilweise zu
- trifft eher zu
- trifft völlig zu

Wir üben untereinander konstruktive Kritik.

- trifft gar nicht zu
- trifft weniger zu
- trifft teilweise zu
- trifft eher zu
- trifft völlig zu

Wir haben im Unternehmen eine offene und kooperative Lernatmosphäre.

- trifft gar nicht zu
- trifft weniger zu
- trifft teilweise zu
- trifft eher zu
- trifft völlig zu

Wie beurteilen Sie die Lernatmosphäre und die gegenseitige Unterstützung insgesamt?
Die bei uns herrschende Lernatmosphäre und gegenseitige Unterstützung fördert mein Lernen.

- trifft gar nicht zu
- trifft weniger zu
- trifft teilweise zu

- trifft eher zu
- trifft völlig zu

VII. Lernorientierte Führungsaufgaben

Meine Führungskraft unterstützt mich beim Lernen.

- trifft gar nicht zu
- trifft weniger zu
- trifft teilweise zu
- trifft eher zu
- trifft völlig zu

Meine Führungskraft unterstützt mich dabei, selbstständig zu lernen

- trifft gar nicht zu
- trifft weniger zu
- trifft teilweise zu
- trifft eher zu
- trifft völlig zu

Meine Führungskraft fördert die Planung meines beruflichen Fortkommens.

- trifft gar nicht zu
- trifft weniger zu
- trifft teilweise zu
- trifft eher zu
- trifft völlig zu

Meine Führungskraft bildet sich regelmäßig weiter.

- trifft gar nicht zu
- trifft weniger zu
- trifft teilweise zu
- trifft eher zu
- trifft völlig zu
-

Meine Führungskraft ist für mich in Bezug auf Lernen ein Vorbild.

- trifft gar nicht zu
- trifft weniger zu
- trifft teilweise zu
- trifft eher zu
- trifft völlig zu

Meine Führungskraft lässt mich an neuen Erfahrungen teilhaben.

- trifft gar nicht zu
- trifft weniger zu
- trifft teilweise zu
- trifft eher zu
- trifft völlig zu

Meine Führungskraft überträgt uns herausfordernde Aufgaben.

- trifft gar nicht zu
- trifft weniger zu

- trifft teilweise zu
- trifft eher zu
- trifft völlig zu

Ich erarbeite gemeinsam mit meiner Führungskraft Lern- und Entwicklungsziele.

- trifft gar nicht zu
- trifft weniger zu
- trifft teilweise zu
- trifft eher zu
- trifft völlig zu

Ich führe mit meiner Führungskraft regelmäßig Feedback-Gespräche über meine Arbeit.

- trifft gar nicht zu
- trifft weniger zu
- trifft teilweise zu
- trifft eher zu
- trifft völlig zu

Das Unternehmen informiert uns darüber, welche Aufgaben unsere Führungskraft im Rahmen unserer persönlichen Entwicklung hat.

- trifft gar nicht zu
- trifft weniger zu
- trifft teilweise zu
- trifft eher zu

- trifft völlig zu

Meine Führungskraft zeigt Interesse für das, was ich lerne.

- trifft gar nicht zu
- trifft weniger zu
- trifft teilweise zu
- trifft eher zu
- trifft völlig zu

Meine Führungskraft unterstützt uns Mitarbeiter beim Ausprobieren neuer Lösungen, auch wenn dabei Fehler gemacht werden.

- trifft gar nicht zu
- trifft weniger zu
- trifft teilweise zu
- trifft eher zu
- trifft völlig zu

Meine Führungskraft unterstützt mich darin, Personalentwicklungs-Angebote wahrzunehmen und für mich passende Angebote zu finden.

- trifft gar nicht zu
- trifft weniger zu
- trifft teilweise zu
- trifft eher zu
- trifft völlig zu

Wie beurteilen Sie die Aufgabenausführung Ihrer

Führungskraft insgesamt?

- trifft gar nicht zu
- trifft weniger zu
- trifft teilweise zu
- trifft eher zu
- trifft völlig zu

Das Verhalten meiner Führungskraft unterstützt mich beim Lernen.

- trifft gar nicht zu
- trifft weniger zu
- trifft teilweise zu
- trifft eher zu
- trifft völlig zu

VIII. Information und Partizipation im Unternehmen

Informationswege und –möglichkeiten

Das Unternehmen informiert uns Mitarbeiter regelmäßig über Lern- und Entwicklungsangebote.

- trifft gar nicht zu
- trifft weniger zu
- trifft teilweise zu
- trifft eher zu
- trifft völlig zu

Ich erhalte Informationen zu Lern- und Entwicklungsangeboten über:

... Aushänge / Schwarzes Brett

- Ja
- Nein

... Weiterbildungsbroschüre

- Ja
- Nein

... Mitarbeiterzeitschrift/Printmedien

- Ja
- Nein

... Intranet

- Ja
- Nein

... Ansprechpartner aus der Personalabteilung

- Ja
- Nein

... Seminare bzw. Trainings

- Ja
- Nein

... Führungskräfte

- Ja
- Nein

... Großveranstaltungen / Informationsveranstaltungen

- Ja
- Nein

Ich bin mit den angebotenen Informationsmöglichkeiten zufrieden.

- trifft gar nicht zu
- trifft weniger zu
- trifft teilweise zu
- trifft eher zu
- trifft völlig zu

Von Unternehmensseite wird erwartet, dass wir uns selbstständig über Lern- und Entwicklungsmöglichkeiten informieren.

- trifft gar nicht zu
- trifft weniger zu
- trifft teilweise zu
- trifft eher zu
- trifft völlig zu

Einflussmöglichkeiten bei der Gestaltung von Lernen und Personalentwicklung.
Die Mitarbeiter werden in grundlegende Entscheidungen im Rahmen der Personalentwicklung miteinbezogen.

- trifft gar nicht zu
- trifft weniger zu
- trifft teilweise zu

- trifft eher zu
- trifft völlig zu

Die Mitarbeiter werden in grundlegende Entscheidungen im Rahmen der Personalentwicklung miteinbezogen. Wir Mitarbeiter haben Einfluss auf Maßnahmen der Personalentwicklung über:

... Gespräch mit der Führungskraft

- Ja
- Nein

... Kontakt mit Personalentwicklungs-Verantwortlichen

- Ja
- Nein

... Mitarbeiterbefragung

- Ja
- Nein

... Feedback zu Seminaren

- Ja
- Nein

... Einbezug in die Konzeption und Planung von

- Ja
- Nein

... Weiterbildungsprogrammen

- Ja
- Nein

... Einreichen von Verbesserungsvorschlägen

- Ja
- Nein

... im Rahmen von Organisationsentwicklungsprozessen und Workshops

- Ja
- Nein

Lernen durch Wissensaustausch
Wir können auf Wissensdatenbanken zurückgreifen, die im Unternehmen vorhandenes Wissen organisieren und bereitstellen.

- trifft gar nicht zu
- trifft weniger zu
- trifft teilweise zu
- trifft eher zu
- trifft völlig zu

Wir haben die Möglichkeit, uns zwischendurch in Kaffeeecken, Sitzgruppen etc. mit Kollegen auszutauschen.

- trifft gar nicht zu
- trifft weniger zu
- trifft teilweise zu

- trifft eher zu
- trifft völlig zu

In Teams bzw. Abteilungen finden regelmäßige Besprechungen statt, die den Wissensaustausch unterstützen.

- trifft gar nicht zu
- trifft weniger zu
- trifft teilweise zu
- trifft eher zu
- trifft völlig zu

Im Unternehmen teilen alle ihr Wissen und ihre Erfahrungen mit Kollegen.

- trifft gar nicht zu
- trifft weniger zu
- trifft teilweise zu
- trifft eher zu
- trifft völlig zu

Interne Netzwerke zum Lernen und Wissensaustausch
Bei uns gibt es organisierte interne Netzwerke zum Wissens- und Erfahrungsaustausch.
Ich nutze folgende Netzwerke im Unternehmen:

… Themenbezogene Foren im Intranet

- Ja
- Nein

... Diskussionsforen im Intranet

- Ja
- Nein

... Erfahrungsaustauschzirkel

- Ja
- Nein

...Newsgroups

- Ja
- Nein

... Interne Diskussionsrunden

- Ja
- Nein

... Kontakt mit Experten über Expertendatenbank

- Ja
- Nein

Wie beurteilen Sie den Bereich Information und Partizipation insgesamt?

Das Informationsangebot über Lern- und Entwicklungsmöglichkeiten unterstützt mich beim Lernen.

- trifft gar nicht zu
- trifft weniger zu
- trifft teilweise zu
- trifft eher zu

- trifft völlig zu

Ich bin mit den Einflussmöglichkeiten bei der Gestaltung von Lernen und Personalentwicklung zufrieden.

- trifft gar nicht zu
- trifft weniger zu
- trifft teilweise zu
- trifft eher zu
- trifft völlig zu

Wie der Wissensaustausch im Unternehmen gestaltet ist, fördert Lernen.

- trifft gar nicht zu
- trifft weniger zu
- trifft teilweise zu
- trifft eher zu
- trifft völlig zu

XI. Wissensaustausch des Unternehmens mit seiner Umwelt

Ich nehme an folgenden Netzwerken zum Zwecke des Lernens und des Informationsaustausches teil. Netzwerke mit

... anderen Unternehmen

- Ja
- Nein

... Universitäten/wissenschaftliche Einrichtungen

- Ja

- Nein

... Beratungsinstituten

- Ja
- Nein

... Kunden

- Ja
- Nein

... Lieferanten

- Ja
- Nein

... berufsbezogene/fachbezogene Arbeitskreisen

- Ja
- Nein

... regionalen Lernnetzwerken

- Ja
- Nein

Das Unternehmen unterstützt aktiv den Ausbau von Kontakten zum Unternehmensumfeld, die der Wissensgewinnung und dem Wissensaustausch dienen.

- trifft gar nicht zu
- trifft weniger zu
- trifft teilweise zu

- trifft eher zu
- trifft völlig zu

Das Unternehmen pflegt den Austausch mit Partnern und anderen Firmen.

- trifft gar nicht zu
- trifft weniger zu
- trifft teilweise zu
- trifft eher zu
- trifft völlig zu

Ich baue selbstständig Kontakte zu relevanten externen Personen und Institutionen auf.

- trifft gar nicht zu
- trifft weniger zu
- trifft teilweise zu
- trifft eher zu
- trifft völlig zu

Ich bin mit den von Unternehmensseite angebotenen externen Kontakten zufrieden.

- trifft gar nicht zu
- trifft weniger zu
- trifft teilweise zu
- trifft eher zu
- trifft völlig zu

Durch die bestehenden externen Kontakte lerne ich viel

Neues.

- trifft gar nicht zu
- trifft weniger zu
- trifft teilweise zu
- trifft eher zu
- trifft völlig zu

Wie beurteilen Sie die Lernkontakte des Unternehmens mit seiner Umwelt insgesamt?

Die Netzwerke nach außen unterstützen mich beim Lernen.

- trifft gar nicht zu
- trifft weniger zu
- trifft teilweise zu
- trifft eher zu
- trifft völlig zu

ibidem-Verlag

Melchiorstr. 15

D-70439 Stuttgart

info@ibidem-verlag.de

www.ibidem-verlag.de
www.ibidem.eu
www.edition-noema.de
www.autorenbetreuung.de

www.ingramcontent.com/pod-product-compliance
Ingram Content Group UK Ltd.
Pitfield, Milton Keynes, MK11 3LW, UK
UKHW040556210726
13854UKWH00007B/387

9 783838 209807